世界一シンプルで
科学的に証明された
究極の食事

The Best Diet:
Simple and Evidence-based Guide to Healthy Eating

津川友介
UCLA助教授／医師

東洋経済新報社

はじめに

「もっと早くに先生の食事の話が聞きたかったよ」。

数年前、外来診察中に時間に追われながら、食事に関する注意点を説明していた私に、ある患者さんがかけた言葉である。病院で会う患者さんの多くは、何らかの病気をかかえている。がんかもしれないし、糖尿病かもしれない。10年前に私がその患者さんに会って食事に関するアドバイスをしていたからといって、何も変わっていなかったかもしれない。でも、ひょっとしたら、その人の食生活を良い方向に変えることができていたら、その人は病気で苦しまずに済んだかもしれない。自分の中の一部がそう思っていた。

人間は食べたものでできている。何を食べ、何を食べないかは全ての人が日々実行している小さな「選択」である。今日のお昼何を食べようかと考えているとき、夕ごはんの献立を考えているとき、何を判断材料にしているだろうか。私たちは、それこそ数時間ごとに、何を口にするのか、選択を迫られ続けている。もちろん一度の食事の選択によって病気になったり健康になったりすることはない。しかし、毎日の小さな選択は、確実にあなたを病気から遠ざけたり、近づけたりしている。その自覚はあるだろうか。

タバコを吸っている人のように、少なからず自分の健康にとって悪いことをしている自覚があるならば、病気になったとしてまだ納得できるかもしれない。ただ日々の食事に関してはそうではないだろう。多くの人は、食事に関する選択が自らの健康にとってプラスになるのかマイナスになるのか、漠然としたイメージしか持っていないのではないだろうか。

正しい情報がないために知らず知らずのうちに病気に近づいてしまうような選択を積み重ね、何十年後に脳梗塞やがんになってはじめてそれを自覚する。それではあまりに不幸ではないか。そういった人を一人でも減らしたい、多くの人に自分の意志で健康になるか、それとも病気になるかを選択する力を持っていただきたい。それが私が筆をとることにした最大の理由である。

日々何を食べるかは、健康を実現するために最も重要なことの一つである。しかし、人間はたとえどのような食事をとるべきかという正解を教えてもらっても、そうそう簡単に生活習慣を変えることができる生き物ではない。また、口頭で一つ一つ科学的根拠を説明することも難しい。そこで、世の中にある最良の科学的根拠を文章にまとめて説明し、それを読んでもらうのが一番良い方法だと考えた。そして、その知識をより多くの人に伝えることで、日本中の人に少しでも健康に近づいてほしいと考えた。

この本を読んだ皆様は、もう「○○だけ食べていれば健康になれる」といった類のあやしい健康本を購入する気にはならなくなるだろう（…と願っている）。テレビで健康的な食事に関する番組を見る気がしなくなるかもしれない。それで良いのだと私は思っている。

情報は私たちの世界を見る目や考え方に影響を与える。巷にあふれている健康的な食事に関する情報の中には、簡単に手に入って一見手軽だが栄養はほとんどなく、時に体を蝕むジャンクフードのようなものも多い。あえて取り入れないという選択をすることは、実は自らの身を守ることにつながるだろう。話題性のある目新しいものに飛びつくのではなく原点に立ち戻ることは、こと情報あふれる現代社会では特に重要なスキルである。

この本の知識を日々の生活に取り入れ食事内容に気をつけることで、一人でも多くの方に健康に近づいていただきたい。日本人は世界の中でも健康意識の高い国民である。食事に関する本当に正しい知識を持ってもらえたら、日本人は今よりももう一段階健康になれると私は確信している。

本書を読んでいただくことで、科学的根拠に裏付けされた本当に体に良い食事とは何かを理解してもらえれば幸いである。決して目新しかったり、意外性のある内容ではないかもしれないが、これが最も確実に健康になれる食事なのである。健康になるには楽な近道はないということなのかもしれない。この本を通じて、一人でも多くの人が健康で病気に苦しむことなく、幸せな人生を送ることができるよう、心から願っている。

２０１８年１月

津川　友介

謝辞

本書の刊行にあたりご協力をいただいた皆様に感謝の辞を述べたい。本書は、東洋経済新報社出版局長の山崎豪敏氏、編集者の矢作知子氏と、日々の食事に関する疑問に答えるという形で執筆を進めたものである。洞察力に富む鋭い質問を投げかけていただき、編集のプロとして数多くのサポートをいただいた。両氏の支えなしにこの本は完成しておらず、感謝の言葉は尽きない。

辻一郎先生（東北大学大学院医学系研究科公衆衛生学分野名誉教授）、遠又靖丈先生（神奈川県立保健福祉大学栄養学科准教授）には本書の草稿の段階から丁寧にチェックしていただき、貴重なコメントをいただいた。また、栄養疫学者の村木功先生（筑波大学医学医療系社会健康医学研究室教授）、腎臓内科医の小松康宏先生（板橋中央総合病院副院長）、老年内科医の五反田紘志先生（シダーズ・サイナイ・メディカル・センター助教授）、小児科医の窪田祥吾先生（WHOラオス国事務所母子保健担当医官）、循環器内科医の猪原拓先生（慶應義塾大学循環器内科助教）にも原稿に目を通していただき、有用なコメントをいただいた。これら各界でご活躍されている専門家の支援なしにはこの本は完成しておらず、感謝の言葉は尽きない。この本を書いて日本人の健康に関するリテラシーの向上に貢献するということの社会的意義に理解を示し、本書の草稿に何度も目を通し、読みやすくなるよう助言をくれた妻の衣林梨にも心から感謝を伝えたい。多くの方のご協力を得て完成した本書であるが、本文中の誤りの一切は筆者の責であることをお断りしておく。

本書の読み方

本書を手にとったあなたは、きっと健康への意識が高い人だろう。「〇〇を食べると健康に良い」とうたうテレビ番組や本などを参考にしながら、毎日の食事に気をつけているのではないだろうか。しかし、残念なことに、日本のテレビやインターネット、本屋の健康本コーナーで目にする健康情報の多くは科学的根拠にもとづいておらず、間違ったものも多い。

昔は情報そのものが貴重で、健康に関する情報を入手することが難しい時代もあった。しかし、インターネットの発展もあり、健康に関する情報が入手しやすくなると同時に、多くの間違った情報があふれかえってしまい、今度は逆に正しい健康情報を取捨選択するのが難しくなってしまった。はたして、**今あなたが信じている健康情報は本当に正しい情報だろうか？**

「科学的根拠のない健康情報」とは、一見正しそうな以下のようなものが該当する。

① 炭水化物は健康に悪く、食べると太る。
② βカロテンやリコピンは健康に良い。
③ 果汁100%のフルーツジュースは健康に良い。

「イエス」と答えた人はぜひこの本を読んでほしい。きっと目からうろこが落ちるような発見があるだろう。

「炭水化物は健康に悪く、食べると太る」という考え方は正しくない。炭水化物の中にも「健康に良く、食べてもあまり太らない炭水化物」（良い炭水化物）と「健康に悪く、食べると太る炭水化物」（悪い炭水化物）があるからである。良い炭水化物とは、玄米や蕎麦のように精製されていない茶色い炭水化物のことであり、悪い炭水化物とは、白米やうどんのように精製されている白い炭水化物のことである。

βカロテンを含んだ緑黄色野菜そのものは病気の予防に役立つと考えられているものの、

緑黄色野菜からβカロテンを抽出しサプリメントとして摂取すると、逆にがんのリスクや死亡率が上がることが、複数の研究によって明らかになっている。リコピンに関しては有害であるという研究結果がないだけまだましかもしれないが、抽出されたリコピンを摂取することで病気を予防したり死亡率を下げたりするということを示した研究はない。どのような「食品」を食べるのかが重要であり、それに含まれる「成分」にとらわれてはいけないということを教えてくれる良い例である。

「果汁100%のフルーツジュースが健康に良い」という考え方も正しくない。実はフルーツジュースと加工されていない果物とでは、健康に対する影響が180度異なることがわかっているのだ。最新の研究によると、フルーツジュースを多く飲んでいる人ほど糖尿病のリスクが高い一方で、果物の摂取量が多い人ほど糖尿病のリスクは低いことが明らかになっている。果物の中でも、特にブルーベリー、ブドウ、リンゴを食べている人で糖尿病のリスクが低い。体重との関係においても、フルーツジュースは太るものの、果物を食べている人はやせると報告されている。

◉医師や栄養士が正しいとは限らない

「でも、医者や栄養士がそう言っていたのに……」と思う方もいるかもしれない。**専門の資格を持っていると正しいことを発信しているように見えるが、残念ながらそうとは限らない。**医学部ではあまり食事や栄養のことを習わないため、医師は食事に関するきちんとした知識を持っていないことも多い。アメリカやイギリスの医学部ですら、食事と栄養のことを十分時間をかけて教えていないことが問題視されているのだが[1]、日本ではもっと遅れていると思われる。

栄養士は、「このような食事をすれば健康になる」というルールを一般人に指導することに関しては秀でているが、そのルールがそもそも本当に科学的根拠にもとづく正しいものであるかどうかを判断するために必要な専門知識（統計学や疫学と呼ばれる学問）を持っていない人も多い。

また、「○○が健康に良い」という情報は、商品の売り上げに大きな影響力を持つため、科学的根拠のない健康情報がマーケティングの一環として利用されてしまっているという側面があることも忘れてはならない。食品に関する関連業界は関連省庁にロビイングをしているため、**省庁が発表する「ガイドライン」ですら歪められてしまっている可能性を否定できない。**

例えば、厚生労働省と農林水産省は共同で「食事バランスガイド」という健康的な食事の指標を発表している。その中では、ごはんをお茶碗で1日3～5杯食べることが推奨されている。科学的根拠にもとづいて判断すると、白米は1日2～3杯ですでに糖尿病のリスクが上がりはじめる可能性があるにもかかわらずである（詳しくは第3章で説明する）。

農林水産省は農家を保護しなければいけない立場であるので、それを「忖度」して白米は糖尿病のリスクを増やすのであまり摂取しない方が良いとは書きづらいのかもしれない。実際に、2015年に厚労省が、玄米や麦など精製度が低い穀物を含む弁当やレストランのメニューに「健康的な食事」のマークを付けてお墨付きを与えようとしたことがあったのだが、自民党の農林水産関係の会合で「白米の生産に影響が出る」ということで取りやめになった[2]。

またそのガイドラインが作られた当時は正しかったのかもしれないが、最新の研究結果が反映されていないことで、時代遅れになってしまっていることもある。「厚生労働省のガイドラインによると……」と説明する医師や栄養士は多いが、これらが必ずしも正しいわけではないのだ。

◉膨大な研究論文からわかった「究極の食事」

せっかく健康意識の高い人が、テレビや本の誤った情報を信じてしまうことでその努力が無駄になったり、不健康になったりしてしまうのはとても残念なことだ。ハーバード大学などアメリカのトップクラスの研究・教育機関では、世界中の食事と健康に関する科学的根拠が集積され、ホームページでも理想的な食事に関する情報を発信している。これらの大学が発信している科学的根拠にもとづく知見と、日本であふれている誤った健康情報とのギャップに驚き、危機感を覚えている。

筆者は医療政策学者で医師でもある。普段は食事や栄養の研究をしているわけではないが、膨大な研究論文から科学的根拠を読み解く教育をハーバード大学で受け、自身でも科学的根拠を明らかにする研究を日々行っている。外来で自分が診療する患者さんには、常日頃から食事に関する正しい情報を説明するようにしている。そのような健康に関する正しい情報をより多くの人に届けることによって、根拠のない健康情報があふれかえる日本のこの状況になんとか風穴を開けたいと思っている。

この本では、健康になるという観点において、現時点で最も「正解に近い」と考えられている食事を説明している。科学は毎日進歩しているので、数年後にはいくつかの新しい発見があるかもしれない。しかし、この本に書かれている内容は数多くの信頼できる研究結果にもとづいている。よって、**ここで推奨されている内容が、近い将来、新しい研究結果によって大幅に変わるとは考えにくい。**

◉一個人の経験談よりエビデンスが大事

食事と健康をめぐる議論は、個人の経験にもとづくものになりやすい。しかし、残念ながら個人の経験にもとづく健康情報は、その人にとってはうまくいったかもしれないが、他の人にもうまくいく（健康になれる）とは限らない。その一方で、エビデンス（科学的根拠のこと）にもとづく健康情報を実践した場合、圧倒的多数の人を対象にした客観的な研究から導き出したものであるため、一個人の経験談に比べて、あなたがより健康で長生きできる確率は格段に高くなると考えられる。それが、「科学的根拠にもとづいた」健康的な食事法を日々の生活に取り入れる大きなメリットである。

また、最近では「最新の研究によると……」や「エビデンスにもとづく……」という言葉を巧みに使ったあやしい情報や商品なども目につくようになってきたので、注意が必要である。そういったニセ情報を見抜けるようになるためにも、ぜひ本書を活用していただきたい。

まずはこの本で説明している食事法を2週間ほど続けてみてほしい。体が軽く感じる、疲れにくくなるなど普段の体調から自分の体が変わってきたことを実感できるようになると思われる。

目次

世界一シンプルで
科学的に証明された
究極の食事

はじめに　001
謝辞　005
本書の読み方　007
主な食品一覧　023
主なリスク一覧　024

第1章 日本人が勘違いしがちな健康常識　025

1 科学的根拠にもとづく本当に体に良い食事　026

・不動の「本当に健康に良い食品」5つ　027
・白米と砂糖はほぼ同じ　028
・牛肉・豚肉・白米を減らして魚・野菜を増やす　030
・健康に良いかどうかで5つのグループに分けて考える　031
・エビデンスは「レベル」が大事　034

・「最強」のエビデンス 036
・「究極の食事」に関する注意点 039

2 食品に含まれる「成分」に惑わされるな 042

・「成分信仰」の落とし穴 044
・βカロテンはがんのリスクを上げる 045
・リコピンは体に良いのか？ 048
・「成分」は重要ではない 049
コラム 食事と体重の関係 050

第2章 体に良いという科学的根拠がある食べ物 061

1 オリーブオイルやナッツは脳卒中やがんのリスクを下げる 062

- 地中海食の大規模研究 064
- 地中海食は脳卒中・心筋梗塞を減らす 066
- 地中海食はがんや糖尿病も減らす 068
- 地中海食＝オリーブオイル＋ナッツ類＋魚＋野菜・果物 069

コラム チョコレートは薬か毒か？ 070

2 果物は糖尿病を予防するが、フルーツジュースは糖尿病のリスクを上げる …… 075

- 野菜・果物は心筋梗塞や脳卒中のリスクを減らす 076
- 「フルーツジュース」は糖尿病のリスクを上げる 078
- フルーツジュースはできるだけ避ける 080
- 野菜ジュースより野菜を食べよう 081

コラム オーガニック食材は健康に良いのか？ 083

3 魚は心筋梗塞や乳がんのリスクを下げる …… 090

●魚を食べていたら長生きできるのか？ 091
●魚の摂取は心筋梗塞のリスクを下げる 092
●魚の摂取はがんを予防するのか？ 094
●魚には水銀などが含まれているから食べすぎない方が良い？ 095
コラム 牛乳やヨーグルトは体に良いのか、悪いのか？ 097

第3章 体に悪いという科学的根拠がある食べ物

101

1 「白い炭水化物」は体に悪い

102
●健康に良い炭水化物と、健康に悪い炭水化物 102
●精製されると失われるもの 104
●「茶色い炭水化物」は死亡率を下げ、数々の病気を予防してくれる 106
●全粒粉や蕎麦粉の含有量も重要 108
●白米は食べすぎなければ大丈夫なのか？ 109

・「日本人には当てはまらない」は本当か？ 110
・白米の量を減らして食べている分には問題ない？ 113
・できるだけ白米は減らすべき 114
・白米とがんとの関係 116
・米の摂取量を減らしたらお腹が空いてしまう？ 117
コラム グルテンフリーは健康に良いのか？ 119
コラム 日本食は塩分が多い 123

2
牛肉、豚肉、ソーセージやハムは健康に悪い …… 131

・日本人には当てはまらない？ 133
・大腸がんのリスクが高くなる 135
・ソーセージやハムも死亡率を高める 137
・脳卒中や心筋梗塞のリスクも上昇 137
コラム 卵は「1週間に6個まで」 139
コラム 「カロリーゼロ」は健康への悪影響も「ゼロ」？ 143

特別編

病気の人、子ども、妊婦にとっての「究極の食事」

病気の人、子ども、妊婦にとっての「究極の食事」…… 148
● 糖尿病の人にとっての「究極の食事」 149
● 高血圧の人は塩分を控えるべし 152
● 腎臓病の人にとってはカリウム、たんぱく質、塩分が大敵 153
● 高齢者はほどほどに肉を食べるべし 156
● 子どもの成長にとって良い食事 158
● 妊婦は野菜と魚をたくさん食べ、生ものは避けるべし 161
コラム インターネットを使って正しい健康情報を入手する方法 165
注・参考文献 172

卵	64, 139
炭酸飲料	66
チーズ	64, 98
チョコレート	70
漬物	130
デザート	54, 64
豆乳	32
トマト	48
鶏肉	32, 64
ナッツ	32, 54, 64
納豆	32
白米	28, 53, 54, 62, 103, 109
パスタ	28, 54, 64, 105
バター	32, 54, 66
バナナ	55, 79
馬肉	132
ハム	32, 54, 66, 131
パン	105
ピーナッツ	34
羊肉	132
豚肉	32, 64, 131
ブドウ	78
フライドポテト	33, 54
プラム	79
フルーツジュース	54, 78
ブルーベリー	78
プルーン	79
ベーコン	131
ヘーゼルナッツ	65
ホットドッグ	132
ポテトチップス	33, 54
マーガリン	32, 44, 66
マグロ	163
豆類	64, 66
マヨネーズ	32
みそ汁	129
モモ	79
焼肉	57
野菜	32, 54, 64, 76
野菜ジュース	81
洋ナシ	79
ヨーグルト	32, 54, 64, 97
ラーメン	53, 105, 129
ライ麦	105
リンゴ	55, 79
ワイン	64

●主な食品一覧（50音順）

アーモンド	34, 65
揚げ物	54
アジ	163
アプリコット	79
イチゴ	79
イモ類	64
イワシ	163
うどん	28, 129
オーガニック食材	83
オート麦	105
大麦	105
お菓子	54, 64, 105, 159
お茶	32
おにぎり	155
オリーブオイル	31, 64
オレンジ	79
海藻	130
加工肉	32, 54
カシューナッツ	34
加糖飲料	54, 65
カンタロープメロン	79
キヌア	105
牛肉	32, 64, 131
牛乳	97
キンメダイ	163
クスクス	64
果物	32, 54, 64, 76
クッキー	66
グルテンフリー	119
クルミ	34, 65
グレープフルーツ	79
ケーキ	66
玄米	28, 53, 104
コーヒー	32
コーラ	155
ココア	73
小麦粉	28, 103
魚	32, 64, 66, 90
サケ	163
雑穀類	105
サバ	163
サラダ	118, 151
塩	123
じゃがいも	32, 54
ステーキ	57
全粒粉	28, 64, 105
ソーセージ	32, 54, 66, 131
蕎麦	28, 53, 105
ダークチョコレート	32
ダイエット飲料	143

●主なリスク一覧（50音順）

ADHD（注意欠如多動性障害）	87
アトピー性皮膚炎	87
アルツハイマー病	72
胃がん	46, 128
インスリン抵抗性	72
がん	28, 48, 68, 132, 137, 151
グルテン過敏症	120
グルテン不耐症	120
憩室炎	108
結腸がん	133
高血圧	71, 126, 152
骨粗しょう症	128, 157
死産	163
食道がん	78
心筋梗塞	28, 46, 68, 71, 76, 93, 103, 126, 137, 156
神経管閉塞障害	162
心臓病	59, 71, 96
腎臓病	127, 153
心不全	142
セリアック病	119
前立腺がん	94, 98
大腸がん	57, 68, 94, 107, 132
胎内発育遅延	163
直腸がん	133
糖尿病	33, 68, 76, 107, 140, 149
動脈硬化	57, 65, 93, 103, 107, 126, 137
乳がん	67, 94, 161
認知症	157
脳出血	47
脳卒中	28, 57, 66, 72, 103, 107, 126, 137, 151, 156
肺炎	157
肺がん	46, 94
肥満	33, 50, 104, 159
不整脈	154
便秘	108
膀胱がん	47
麻痺	126
慢性腎臓病	153
卵巣がん	98, 161

第1章

日本人が勘違いしがちな健康常識

1

科学的根拠にもとづく本当に体に良い食事

私はアメリカに住んでおり、年に数回日本に帰国している。日本に帰るたびに驚くのは、日本における食事と健康に関する情報の多さである。テレビをつければ、1時間かけて1つの食材がどのような「パワー」を持っているか説明されている。本屋に行けば、健康になれる食事に関する本が平積みされている。インターネットで健康に関する情報を検索すると、健康食品の宣伝や個人のブログがずらりとリストアップされる。

健康に関する情報が多いこと自体は悪いことではないだろう。問題は、残念ながらこれらの情報の多くが間違っている、もしくは健康になるという観点からはそれほど重要ではない情報をあたかも重要で効果があるかのようにうたっているという点である。日本には健康的な食事に関する情報が多いのだが、その質は落胆せざるをえないほどに低い。

◉不動の「本当に健康に良い食品」5つ

結論から言おう。長生きするためには、科学的根拠にもとづいた正しい食事をとることが最も確実である。どのような食事をとれば、がんや脳卒中などの病気になりにくくなり、長生きできるようになるかに関しては数多くの研究結果が存在している。

この、科学的根拠にもとづいた本当に健康になれる食事を理解しておけば、巷にあふれる「最新の研究結果によると……」という枕詞ではじまる玉石混交な情報に惑わされることもなくなるだろう。この分野における研究の数は多く、科学的根拠の層が厚いため、1つ2つの「最新の研究」によって結論が覆ることは考えにくいからだ。

数多くの信頼できる研究によって本当に健康に良い（＝脳卒中、心筋梗塞、がんなどのリスクを下げる）と現在考えられている食品は、①魚、②野菜と果物（フルーツジュース、じゃがいもは含まない）、③茶色い炭水化物、④オリーブオイル、⑤ナッツ類の5つである。[1]逆に、健康に悪いと考えられているのは、①赤い肉（牛肉や豚肉のこと。鶏肉は含まない。ハムやソーセージなどの加工肉は特に体に悪い）、②白い炭水化物、③バターなどの飽和脂肪酸の3つである。

◉白米と砂糖はほぼ同じ

ここで言う「茶色い炭水化物」とは、玄米、蕎麦（蕎麦粉の含有量が多くて小麦の割合が少ないもの）、全粒粉を使った茶色いパンなど、精製されていない炭水化物のことを指す。一方で、「白い炭水化物」とは、白米、うどん、パスタ、小麦粉を使った白いパンなどの精製された炭水化物のことを意味する。ちなみに、日常会話では炭水化物と糖質は同じような意味で使われているが、厳密には、炭水化物とは糖質と食物繊維を合わせたもののことである。つまり、「炭水化物＝糖質＋食物繊維」という式が成り立つ。一般的に、茶色い炭水化物は食物繊維の量が多く、白い炭水化物は食物繊維の量が少ない。そして、極限まで食物繊維の量を少なくしたものが砂糖などの糖であるととらえることができる。つまり、白い炭水化物は砂糖ほど甘くないものの、体の中で糖に分解・吸収されるので、白い炭水化物と糖は本質的には同じものである。

白米と砂糖ではあまりに味が違うので(白米は砂糖ほど甘くないので)初めて聞いた時には戸惑うかもしれないが、科学的には「白い炭水化物＝糖」と考えても良い。ごはん茶碗に盛られた白米を食べるのも、甘いお菓子を食べるのも、体にとっては似たようなものなのである(第3章で詳しく説明する)。

肉と白い炭水化物を控えるといっても、ただこれらの量を減らしたらお腹が空いてしまうだろう。日本でも以前は、食事の摂取量を減らしてがまんさせる「根性論的な食事指導」が行われていた時代がある。しかしながら、数多くの行動科学の研究[2]から、がまんさせることは正しい戦略ではないことが明らかになってきている。食事の量を減らしてもストレスになり、いずれは爆発して食べすぎてしまうことが多い。これはダイエットでリバウンドしてしまうのと同じ現象であり、多くの人が経験したことがあるのではないだろうか。このような理由から、**食事量を減らしてがまんさせる食事指導よりも、食べる食品を**

「置き換える」指導の方がより効果的であると近年では考えられるようになってきている。

◉牛肉・豚肉・白米を減らして魚・野菜を増やす

では何と何を置き換えれば良いのだろうか。答えはシンプルである。**健康に悪い食品を健康に良い食品と置き換えれば良いのだ。**つまり赤い肉や白い炭水化物を減らし、その一方で、前述の5つの食べ物をお腹一杯になるまで食べれば良い。

『シリコンバレー式自分を変える最強の食事』（ダイヤモンド社、2015年）という本が日本では一時話題になったが、残念ながらこの本に書かれている食事を行っても健康になるとは考えにくい。この本で説明されている内容の多くが科学的根拠にもとづかないものだからである。この本の著者であるデイヴ・アスプリー氏が自分で体験してみて、調子が良くなったと感じた食事を紹介しているだけで、それが病気にならないという意味で健康的であるわけではないのである。「15年間、30万ドル投じた」と書かれているが、たくさんお金を使ったことと正しい食事内容であるかどうかは全く別問題である。この本に書かれた食事を取り入れれば、なんとなく頭がすっきりする効果はあるかもしれないが（多くはプラセボ効果[3]のおかげだと思われるが)、病気になるリスクが増えてしまう可能性があることに注意してほしい。

例えば、この本では、グラスフェッドのバターを入れたコーヒーを飲むことが推奨されている。時に、**バターとオリーブオイルが同様に「体に良い油」として紹介されていることもあるが、それは間違いである。**同じ油でも、オリーブオイルは健康に良い油であり、バターは体に悪い油であることが数多くの研究からわかっているからだ[4]。

◉健康に良いかどうかで5つのグループに分けて考える

単純化して考えてみると、**全ての食品は5つのグループに分けられる。健康に良いことが複数の研究で明らかになっている食品をグループ1として、健康に対して悪影響があることが複数の研究で示されているものをグループ5とする。**そうすると、私たちが日々口にしている食品のほとんどは中間のグループ(グループ2、3、4)に該当することがわかる。

表1-1　健康に良いかどうかで分類した5つのグループ

グループ	説明	食品の例
グループ1	健康に良いということが複数の信頼できる研究で報告されている食品。	①魚、②野菜と果物、③茶色い炭水化物、④オリーブオイル、⑤ナッツ類
グループ2	ひょっとしたら健康に良いかもしれない食品。少数の研究で健康に良い可能性が示唆されている。	ダークチョコレート、コーヒー、納豆、ヨーグルト、酢、豆乳、お茶
グループ3	健康へのメリットもデメリットも報告されていない食品。	その他の多くの食品
グループ4	ひょっとしたら健康に悪いかもしれない食品。少数の研究で健康に悪い可能性が示唆されている。	マヨネーズ、マーガリン（トランス脂肪酸を含むものはグループ5）
グループ5	健康に悪いということが複数の信頼できる研究で報告されている食品。	①赤い肉（牛肉や豚肉のこと。鶏肉は含まない）と加工肉（ハムやソーセージなど）、②白い炭水化物（じゃがいもを含む）、③バターなどの飽和脂肪酸

注：ここでは「健康」は病気になるリスクや死亡率のことを意味している。「茶色い炭水化物」とは精製されていない炭水化物、「白い炭水化物」とは精製された炭水化物のことを指す。グループ1の他の食品よりはエビデンスが弱いものの、豆類もグループ1に含めて良いと考えられる。

皆さんが新聞やテレビなどのメディアで毎日のように目にしている「体に良いということが最新の研究で明らかになった」とうたわれる食品のほとんどはグループ2の食品である。つまり、健康に良いという研究結果が1つ2つあるかもしれないが、本当に体に良いのかどうかまだ確定的なことは言えない段階の食品である。数か月後には同じ食品が「最新の研究で健康に悪いことがわかりました」というニュースを目にすることになるかもしれないし、実際にそういったことはしばしば起こる。そのような「賞味期限の短い健康情報」に一喜一憂することにあまり意味はない。目新しさや話題性はないかもしれないが、やはりすでに健康に良いことが長年の研究から支持されている食品を日々の食事に取り入れることこそが健康を確約すると言えるだろう。

ちなみに、**じゃがいもはこの分類では野菜ではなく、「白い炭水化物」となるので注意してほしい。**じゃがいもは野菜の1つであるとイメージする人もいるかもしれないが、この分類では野菜類からは外されている。フライドポテトやポテトチップスといった悪しき食生活の代表格にもなり、糖尿病や肥満のリスクと関連があることが研究で示されているからである。

ここで言うナッツ類とは「木の実」のことで、アーモンド、クルミ、カシューナッツなどのことを指す。実は、皆さんにもなじみが深いピーナッツは、木の実ではなく豆の一種であるが、最近の研究ではピーナッツもその他の木の実と同様に健康に良いことがわかってきている。[5] 木の実と比べるとピーナッツの方が安価であるので、あまりお金をかけずに健康になりたい人は、ピーナッツを積極的にとると良いだろう。

●エビデンスは「レベル」が大事

ここでエビデンスについて簡単に説明しておこう。科学的根拠のことを私たち専門家は「エビデンス」と呼ぶ。このエビデンスにはレベルがあり、最も信頼できるエビデンスのことを、「エビデンスが強い」と表現し、あまり信頼できないエビデンスのことを、「エビデンスが弱い」と表現する。今後、エビデンスという言葉を巧みに使ったあやしい情報や商品も増えてくることだろう。そんな時、以下に挙げることを1つの判断方法として活用してほしい。

医学研究は、大きく分けて①ランダム化比較試験と②観察研究の2つに分けられる。そして、一般的に、ランダム化比較試験から得られた研究結果の方が、エビデンスのレベルが高いとされる。

①ランダム化比較試験…研究対象となる人を、くじ引きのような方法を用いて2つのグループが全く同じになるように分け、片方のグループだけに健康に良いと思われる食品を摂取してもらい、もう片方のグループには摂取しないでいてもらう方法である。2つのグループはその食品を摂取しているかどうか以外の全ての点においてほぼ同じであると考えられるため、食品の健康に対する効果をきちんと評価することができる。[6]

②観察研究…ある集団における食事に関するデータを集めてきて、特定の食品をたくさん摂取しているグループと、あまり摂取していないグループを見つけて分析する。何年(場合によっては何十年)後かに、この2つのグループのそれぞれで病気になっていたり死亡していたりする割合を評価する。ある食品をたくさん食べている人は、その他の食事、運動習慣、健康に対する意識なども違う可能性があり[7](多くの研究では統計的な手法を用いてそれら他の要因の影響を取り除いているものの、全て取り除ける

わけではない)、本当に食品だけの影響を見ているのか難しいことがあるため、ランダム化比較試験と比べると劣る研究手法であるとされている。

◉「最強」のエビデンス

ランダム化比較試験の方が、観察研究よりも強いエビデンスであるが、実はそれよりも強い、「最強のエビデンス」が存在する。その最強のエビデンスとは、メタアナリシスという研究手法によって導き出された結果である。**メタアナリシスとは、複数の研究結果をとりまとめた研究手法である。**

1つの研究であればその特定の国民や集団にしか認められないパターンだったかもしれない可能性は否定できない。しかし、10個も20個もの研究が、同じような食事と健康の関係を証明していれば、それはかなり信頼できると言える。このように複数の研究をとりまとめる研究手法をメタアナリシスという。

メタアナリシスには、複数のランダム化比較試験をまとめたものと、複数の観察研究をまとめたものがあり、（前述のように観察研究には限界があるため）前者の方が強いエビデンスである。時には1つのランダム化比較試験の方が、複数の観察研究を統合したメタアナリシスよりも強いエビデンスを示すこともある。つまり、**メタアナリシスの中でも、複数のランダム化比較試験をまとめたメタアナリシスこそが、「最強のエビデンス」と言えるのである。**[8]

1つ注意が必要なのは、メタアナリシスの結果がエビデンスとして強いものかどうかはあくまで元となった研究の質によるということである。[9]メタアナリシスによるエビデンスをアピールしたとしても、元となった複数の研究が問題だらけのランダム化比較試験や観察研究だけであれば、当然それらをメタアナリシスの手法でとりまとめたエビデンスは強いとは言えない。エビデンスが強いものであるかを確かにするためには、その元となった研究自体が信頼に足るものかにも着目する必要がある。

一般的に、32ページの表1－1のグループ1に含まれるのは、メタアナリシスもしくはランダム化比較試験によって健康に良いことが証明された食べ物である。そしてグループ

図1-1　エビデンスの階層

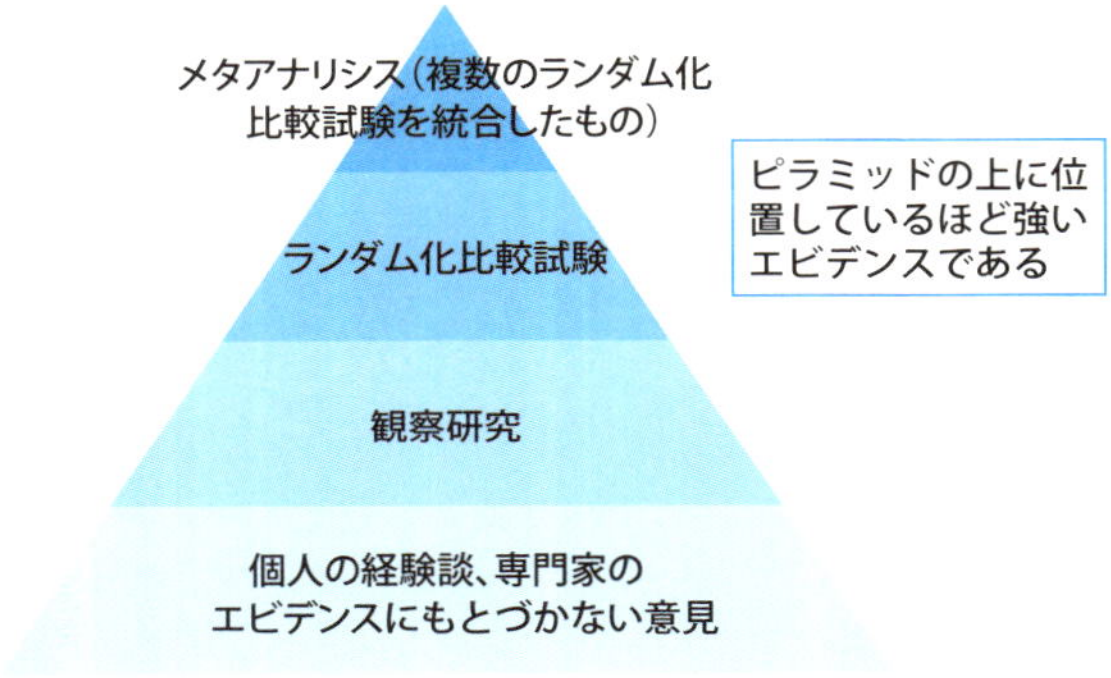

出典：Guyatt et al.（2015）を元に筆者作成。

2に含まれるのは、いくつかの観察研究で健康に良い可能性が示唆されている食品である。このように考えると、グループ1（科学的根拠のある本当に体に良い食品）とグループ2（体に良いかもしれないがまだ科学的に十分証明されていない食品）との違いがはっきりと見えてくるだろう。

ちなみに、**本書の目的は、どのような食事をすれば脳卒中、心筋梗塞、がんなどの病気を減らし健康を維持したまま長生きできる確率を上げることができるかを説明することである。**外見的（美的）な意味でのダイエットはこの本のメインテーマではない（しかし関心がある人は多いと思われるので本章のコラムで説明する）。この本を元に普段の食事を変えれば動脈硬化やがんのリスクを下げることができると考えられるので、体の中から美しくなりたいというのであれば本書は特に価値があるだろう。

◉「究極の食事」に関する注意点

ここで本書で説明する、科学的に証明されている「究極の食事」をどのように解釈すべきなのか注意点を3つほど紹介する。

①この本は、食事に関する科学的根拠をとりまとめて説明した「百科事典」ではない。科学的根拠を、筆者が日々の食事に取り入れることができるように解釈し、平易な言葉で説明した本である。残念ながら、食事に関する全ての疑問に答えてくれるエビデンスがあるわけではなく、まだわかっていないことも多い。そのようにエビデンスが存在しない（もしくは不十分である）領域に関しては、筆者が医学的なメカニズムを元に「おそらくこう考えられる」という内容を補足している。エビデンスが確立している部分と、筆者が内容を補足した部分はできるだけ簡単に見分けることができるように、細心の注意を払って書いた。

②私は加工肉、赤肉、白い炭水化物などは「体に良くない」と説明しているのであって、「食べるべきではない」と主張しているのではない。全ての人はその食事によって得られるメリットとデメリットを十分理解した上で、何を食べるか選択すべきだと思っている。甘いものが好きな人にとっては甘いものを食べることで幸せな気持ちになり、幸福度が上がるかもしれない。そういう人にとっては、甘いものをゼロにすることで健康にはなるけれども人生が全く楽しくなくなってしまうこともあるだろう。そのような場合には、幸福度と健康を天秤にかけて、毎日少量の甘いものを食べるという食事を選択するのも合理的な判断であろう。しかし、そのような食事を正当化するために、「甘いものも少量であれば健康に悪影響はない」と解釈することはおすすめしない。そのように科学的根拠を曲解することは他の人にも間違った情報を与えてしまうリスクがあるためである。

③どれだけ運動しているかで摂取して良い食事内容も変わる。つまり、普段から激しい運動をしているアスリートで健康診断で何一つ問題を指摘されていない人と、仕事が忙しくてほとんど運動していない人とでは、適切な食事内容も当然変わってくる。例えば、白い炭水化物に関して言えば、よく運動している人は少量であれば摂取しても問題ない

と考えられるが（これに関する十分なエビデンスはないものの）、ほとんど運動ゼロの人であれば摂取量を最小限に留めた方が良いといった具合である。

2

食品に含まれる「成分」に惑わされるな

食べるものを考える時、肉や野菜といった「食品」と、リコピンや糖分といった「成分」の2つがある。以前まではこの成分の中で何が体に良いのか研究されていた時代があるが、最近では、食品が重要なのであって成分はあまり重要ではないとされるようになってきている。

果物を例にして考えてみよう。果物は、リンゴやミカンといった「食品」であるが、ビ

表1-2　食品と成分の違い

食品（重要）	成分（重要ではない）
豚肉	たんぱく質、ビタミンB_1
トマト	リコピン、ビタミンC、糖質
かぼちゃ	βカロテン、ビタミンC、糖質
ブドウ	糖質、ポリフェノール（アントシアニン）
白米	糖質、たんぱく質

タミンCや糖分といったものが「成分」として含まれている。糖質制限ダイエットの中には、果物は果糖を多く含み、太るため避けるように推奨しているものもあるが、これは「健康的な食事」という観点からは間違いである。食品ではなくて成分にしか注目していないことによって生じる誤解だ。

果物に含まれる成分である「果糖」は血糖値を上げるという点では健康に良いとは言えないものの、果物そのものは健康に良い食品であるというエビデンスが十分ある。イェール大学予防医学センターのデイビッド・カッツは、これらは「食品中の成分に気を取られすぎたため、逆に本当に栄養のある食品を摂取しなくなってしまうという失敗」であると警鐘を鳴らす。実際に果物の中の果糖を抽出して摂取すれば血糖値はすごく上がるものの、果物を丸ごと食べれば血糖値はそれほど上がらない[1]ことが知られている。このように、たとえ同じ量の果糖を摂取しても血糖値への影響が異なるということからも、食品と成分のいずれに注目するかで、推奨される食事が全く変わってくることがわかるだろう。

◉「成分信仰」の落とし穴

このように食品の中の成分に注目し、食品を成分の集合体としてのみ捉える考え方を栄養至上主義（ニュートリショニズム）と呼ぶ。これはメルボルン大学のジョージー・スクリニスが2002年に「ごめんね、マーガリン」[2]という記事で作った造語である。ジャーナリストでありカリフォルニア大学バークレー校の教授であるマイケル・ポランが「食べ物を守るために（In Defense of Food）」[3]（2009年）に引用したことによってアメリカでは広く知られることになった。

ポランはその著書の中で食事や栄養に関する発見が都合良く解釈され、営利企業のマーケティングの手段として利用されていることに注意を喚起している。日本のテレビ番組でリコピンなどの目新しい成分が取り上げられるたびに、それに関連する食品がスーパーで売り切れ状態になる現象も、この栄養至上主義であると言って良いだろう。

ここでよく考えてみてほしい。テレビや食品業界は皆さんに健康になってもらうことが第一の目的だろうか。それとも、目新しくて、話題になって、そして視聴率がとれたり物が売れるようになることが一番の目的だろうか。**「成分」は多くの消費者の興味をひきつけるため、マーケティングに使われているということを忘れてはいけない。**

生活習慣の予防やダイエットを念頭に健康的な食事を考える場合は、成分に注目するのではなく、食品や食生活全般に注目するべきである。

◉βカロテンはがんのリスクを上げる

1990年代に、βカロテンを含んだ清涼飲料が一世を風靡したのを覚えている人も多いだろう。でも、最近はβカロテン入りの飲料がめっきり影をひそめているのに気づいているだろうか。これはおそらくただの流行りすたりの問題ではないと思われる。βカロテン入りの飲料を最近はあまり見なくなったのは、研究によって**βカロテンを含んだ飲料は**

健康に良くなく、むしろ有害である可能性が高いことがわかってきたからだと私は考えている。

1970年代までに、生活習慣とがん発症の関連を調べた研究において、緑黄色野菜や果物をたくさん摂取している人に胃がんや肺がんが少ないことが報告され、これらに多く含まれるβカロテンによってがんが予防できるかもしれないと考えられるようになった。そして、1990年代には、喫煙者およびアスベスト曝露のある人たちを対象に、βカロテンとビタミンAのサプリメントの効果を評価するランダム化比較試験が行われた。

その結果、βカロテン（+ビタミンA）は肺がんを予防するどころか、むしろ肺がんのリスクを上昇させること[4]が明らかになり、この研究を継続することは倫理的問題があるということで、当初の予定よりも早く中断せざるを得なくなった。βカロテンはそれだけでなく、死亡率や心筋梗塞のリスクまでも高めると報告された[5]。ちなみにその後の研究によって、βカロテンによる健康被害は男性よりも女性の方が大きい可能性が明らかになっている。

βカロテンに関してはこれ以外にも数多くの研究が行われている。複数のランダム化比較試験の結果を統合したメタアナリシスによると、βカロテンのサプリメント摂取は、膀胱がんの発症率を約50％高め[6]、喫煙者では肺がんと胃がんのリスクを10～20％増加させる[7]と報告されている。

さらに、βカロテンをサプリメントとして摂取することで死亡率が約7％増加する[8]ことや、アルコール飲料を飲む人にとっては脳出血のリスクが高くなる[9]可能性があることもわかっている。

これらの知見からわかることは、緑黄色野菜の摂取は病気のリスクを下げるものの、そこから抽出されたβカロテンという成分を摂取すると健康になるどころか、むしろ病気のリスクを上げてしまう[10]可能性があるということである。これらの研究が、健康のためには「成分」よりも「食品」に注目することが重要であることが認識されるようになったきっかけの一つである。

◉リコピンは体に良いのか？

皆さんの中にも、テレビ番組などで「トマトにはリコピンがたくさん含まれるので健康に良い」と見聞きしたことのある人も多いだろう。ではリコピンは本当に体に良いのだろうか。実は、βカロテンの例と同様に、「食品」としてのトマトはそれなりに体に良いものの（野菜は健康に良いがその中で特にトマトが健康に良いというエビデンスはない）、**実はその「成分」であるリコピンが体に良いというエビデンスはない。**

確かに、血中のリコピンの濃度を測ってみると、その値とがんや心筋梗塞に相関があるという研究結果はある。しかし、リコピンを抽出してサプリメントとして摂取することによってがんや心筋梗塞の予防、死亡率の低下に効果があるというエビデンスはない（LDLコレステロールを下げるなど血液のデータに関しては効果がある可能性があるものの、実際に病気を予防するというエビデンスはない）。逆にがんが増えたり死亡率が高くなってしまうβカロテンよりはまだましかもしれないが、βカロテンの時のように今後の研究によって実は有害であるという結論になる可能性がないわけでもない。今のところ、リコピンが体に良いというエビデンスはないので、健康のためにがんばってリコピンを摂取する必要はないだろう。

◉「成分」は重要ではない

繰り返しになるが、健康的な食事をするために必要なのは体に良い「食品」を選ぶことであり、成分が重要なのではない。緑黄色野菜は体に良いが、それに含まれるβカロテンやリコピンといった「成分」が体に良いわけではない。つまり、健康的な食事をするためには、トマトにリコピンが豊富に含まれていることや、ニンジンにβカロテンが含まれていることはあまり大事ではない。実際に、日常会話でβカロテンやリコピンの話が出てくるのは日本特有の現象であり、欧米の日常会話でこれらの用語を耳にすることはまれである。健康を維持するために重要なことは、βカロテンやリコピンに惑わされて特定の野菜を集中的に食べることではなく、色々な種類の野菜や果物を毎日たくさん食べ続けることなのである。

コラム

食事と体重の関係

本書では、健康的な食事とは「病気になりにくく長生きできる食事」であると定義した。これは多くの人が食事を考える時に、病気になりたくないと思っているのではないかと筆者が考えたからである。しかし、若者の中にはダイエットのために食事を変えたいと思っている人もいるだろう。そういう人たちにとっては、病気にならないことよりも、見た目がスリムになることの方が優先順位が高いかもしれない。巷には「ダイエットに効く食事」に関する情報もあふれかえっている。しかし、これらのほとんどは科学的根拠にもとづかない、個人の経験談が元になっている。ここでは、科学の世界で「やせる食事」に関して何がわかっているのか説明する。

日本では「糖質制限ダイエット」が流行っている。「炭水化物さえ減らせば良い」というのはシンプルで魅力的な方法であるものの、実は糖質制限ダイエットは必ずしもやせる食事ではない。炭水化物の中にも、「太る炭水化物」と「やせる炭水化物」があるからである。

カロリーの摂取量よりも、食品の内容の方が重要

ハーバード公衆衛生大学院の研究者たち(1)は、食事でダイエットしようとしている人たちがカロリーにばかり注目していることに警鐘を鳴らしている。最新の研究(2)によると、ダイエットにとって摂取するカロリーの「量」と同じくらい重要なのは、その「質」であるという。つまり、重要なのは、何キロカロリー摂取するかだけでなく、それをどのような食品でとるかだ、ということである。

食事は大きく分けて、たんぱく質、炭水化物(糖質)、脂質の3つに分けられる。たんぱく質と炭水化物は1gあたり4キロカロリーであるのに対して、脂質は1gあたり9キロカロリーもある。脂質の方が同じ重さでも2倍以上カロリーが高いので、ダイエットのために摂取カロリーを減らそうと思ったら脂質の量を減らすのが一見すると合理的であるように思える。この考えを元に、昔は食事の中の脂質の量を減らす(低脂質食)ことでダイエットができるのではないかと考えられており、実際にそのようなダイエットが行われていた時代がある。

しかしながら、被験者を低脂肪食と高脂肪食に無作為に割り付けたランダム化比較試験(3)の結果、低脂肪食を食べていた人も、高脂肪食を食べていた人も体重の変化に差がない(4)ことが明らかになった。低脂肪食は必ずしも「やせる食事」ではなかったのだ。

やせる炭水化物？

最近になって、食事の中の炭水化物の量を減らすことでやせることができるのではないかと言われるようになってきた。1972年にアメリカ人医師のロバート・アトキンスが著書*Diet Revolution*の中で提唱したため、「アトキンスダイエット」などとも呼ばれる。「糖質制限ダイエット」、「低炭水化物ダイエット」、「ケトン式ダイエット」という名前で呼ばれることもある。これらのダイエット法は、程度の差こそあれ、いずれも炭水化物の量を減らすことでやせようというものである。では食事の中の炭水化物の量を減らしたら、本当にやせることができるのだろうか。

実は「炭水化物を減らせばやせる」という考え方は正確ではない。確かに単純に炭水化物の摂取量が多い人と少ない人を比較したら、炭水化物の摂取量が少ない人の方が体重が減っていることはランダム化比較試験で報告されている。(5) しかし、重要なのは炭水化物の量ではなく、どのような炭水化物を摂取するかであるということは、あまり認識されていない。つまり、白米やラーメンのように精製された炭水化物（白い炭水化物）は体重増加につながるものの、玄米や蕎麦のように精製されていない炭水化物（茶色い炭水化物）を食べても体重は増えないことが研究結果から示唆されている。

では具体的に食事内容と体重変化の関係を見てみよう。

２０１１年にハーバード大学の研究者らが、アメリカ人約12万人を12～20年間追跡して、食事内容が体重にどのような影響を与えるかを調査した観察研究がある。(6) その結果をコラム図１に示す。これを見ると、白い炭水化物を食べている人は体重が増加しているのに対して、茶色い炭水化物を食べている人では体重が減っていることがわかる。

コラム図１　食事内容の変化と体重の変化の関係

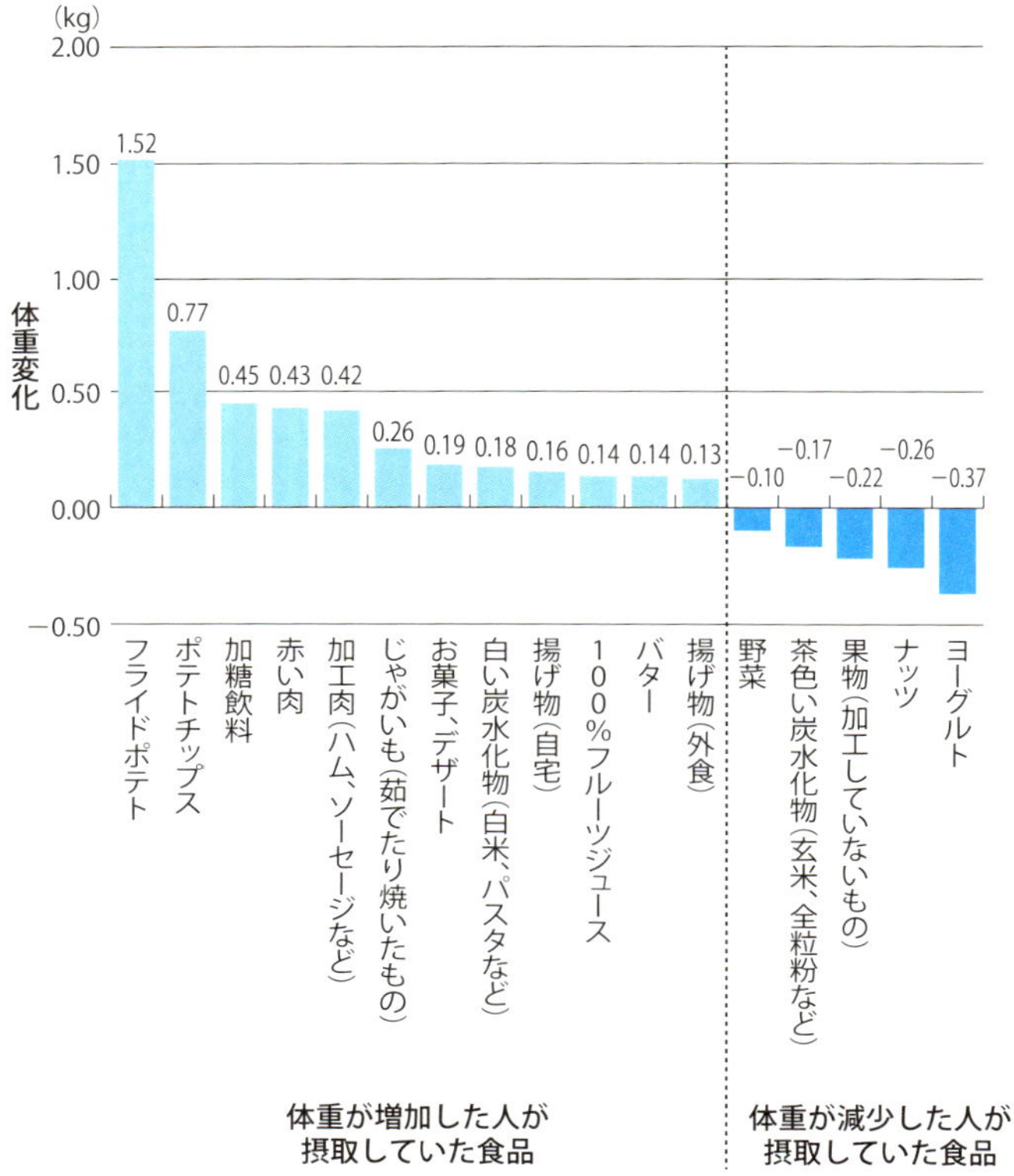

注：図の縦軸は４年間でどれだけ体重が変化したかを表す。全て食品の摂取量１単位あたりの変化である。これらの食品は全て体重との関係が統計的に有意であったものである。一方で、体重との間に有意な関係が認められなかったものとして、チーズ、牛乳、ダイエットソーダなどがある（図中には示していない）。
出典：Mozaffarian et al.（2011）を元に筆者作成。

フライドポテトを食べる人は太っている

じゃがいも、加糖飲料（糖分を含む炭酸飲料など。ここではダイエットコーラなどの無糖のものは含まない）、赤い肉、フルーツジュースなどをとっていた人ほど体重が増えていたことがわかる。逆に、野菜や果物、ヨーグルトを食べていた人は体重が減っていた。

それでは、イチゴやリンゴなどのいわゆる「甘みの強い果物」はどうだろうか。実は、果物の種類と体重変化との関係は別の研究[7]で検証されており、イチゴやリンゴの摂取量が多い人ほどむしろ体重が減っていたことがわかっている。特に、ブルーベリー、リンゴ、梨は、摂取量が多い人で最も体重減が顕著であった。

注意が必要なのは、これは観察研究の結果であるので、因果関係があるかどうかは明らかではないということである。この研究は、食事内容がどれだけ変化したか（減ったか増えたか）と、体重がどのように変化したかの間の関係性を調べた研究である。つまり、正確には、これらを食べると体重が減る（もしくは増える）とは言えず、体重が減った（増えた）人はこれらの食品の摂取量が多くなっていたということまでしか言えない。しかし、それにしても白い炭水化物と茶色い炭水化物とでは体重変化との関係が真逆であったというのは重要な知見である。

ランダム化比較試験では何がわかっているのだろうか？ 例えば、ナッツに関しては、複数のランダム化比較試験が行われており、ナッツを食べたグループは食べていないグループと比べて、どちらかというと体重が減る傾向にあったものの、２つの集団の間には大きな差は認められなかった。[8] このように高カロリーであるナッツを食べても太らない（どちらかというとやせる傾向にある）ことは言うことができるが、ナッツを食べることでやせることができるかどうかはまだ断定的なことは言えない。

炭水化物を減らした分、何を食べるか

同じ１gあたり４キロカロリーの炭水化物であっても、白米を食べていた人ほど太っており、玄米を食べていた人ほどやせていた。同じカロリーであっても、フルーツジュースを飲んでいた人ほど太っていたが、（加工していない）果物を食べていた人ほ

どやせていた。これらからも、摂取しているカロリーの「量」よりも、何でそのカロリーを摂取しているか、つまりカロリーの「質」の方が重要なのだと理解してもらえると思う。

巷で流行っている糖質制限食の最大の問題点は、炭水化物を減らした分、代わりに何を食べるかに関して、しばしば間違った指導が行われているということである。「炭水化物さえ減らせばステーキでも焼肉でも好きな物を食べても良い」とアドバイスされたならば、明らかにその食事療法は間違っているので、指導者を変えた方が良いかもしれない。なぜならば、コラム図1からもわかるように、赤い肉を食べている人ほど体重が増えていることがわかっているからである。さらには仮に肉を食べて体重を減らすことができたとしても、赤い肉をたくさん食べると、動脈硬化が進んで脳卒中になりやすくなったり、大腸がんのリスクを上げることになる（赤い肉の健康への影響に関しては第3章で詳しく説明する）。病気になってしまうリスクのある危険な食事なのである。病気のリスクを上げずにやせる方法があるのに、脳梗塞やがんになる可能性が高くなってまでやせたいと考える人は多くはないだろう。

白い炭水化物を減らして、その代わりに野菜や果物をたくさん食べるようにアドバイスされたならば、それは正しい食事療法である。白い炭水化物を、茶色い炭水化物に置き換えるように、というのも正しいダイエットの指導である。この「炭水化物の代わりに何を食べることが推奨されているか」に注目してみるだけで、あなたの受けている食事療法が正しいものなのか、科学的根拠のないあやしいものなのかチェックすることができる。

「やせる食事」はがんも減らす

もう1つ重要なポイントは、やせるためには食事だけ変えるのでは不十分であるということである。数々の研究[9]によって、食事だけでなく、運動量、睡眠、ストレスのレベルも体重に影響を与えていることが示唆されている。これらを全て最適化することが、きちんとやせるための第一歩である。

ここまで読んですでに気づいている人もいると思うが、ここで紹介している「やせる食事」は、本書の「健康的な食事」とかなり近い。つまり、**この本で紹介している**

「健康的な食事」は、脳卒中やがんなどを減らすだけでなく、ダイエットにも有効だと考えられる。(10)

アトキンスは2003年に、転倒して頭を強打したことによる脳出血によって死亡した。2003~2004年には、アトキンスダイエットによって6か月は体重減少がみられるものの、12か月後には体重が元通りになってしまうことが2つのランダム化比較試験(11)で明らかになった。それだけでなく、極端な炭水化物制限の健康に対する長期的な影響はまだわかっておらず、心臓病などのリスクが上がる可能性も疑われている。(12)いずれにしても、単純に「炭水化物だけ減らせばやせる」と書かれた本や指導者は、これらのエビデンスを十分理解していないと思われるので、あまり信用しない方が賢明だろう。

第2章

体に良いという科学的根拠がある食べ物

1 オリーブオイルやナッツは脳卒中やがんのリスクを下げる

日本食が体に良いと思っている人は多いだろう。しかし、**実は日本食が健康に良いというエビデンスは弱い**[1]。確かに、日本食は赤い肉やバターなどの体に悪い油をあまり含まないという点では健康的かもしれないが、一方で、塩分と白い炭水化物の量は欧米の食事よりもかなり多い。日々の白米の摂取量を見ていても、日本食は白い炭水化物を多く含む食事であることがわかる。日本食と健康に関する信頼できる研究結果が出るまでは、イメージだけで日本食が体に良いと盲信するのは危険である[2]。

日本食が体に良いというエビデンスが弱い一方で、地中海沿岸地域の食生活である「地中海食」は健康に良いというエビデンスが複数ある。世界には数多くの食文化があるが、健康に良いという地位が最も確立しているのが、「地中海食」なのである。そして、地中海食の中心となるのが、オリーブオイル、ナッツ類、魚などである。

食の研究をするのは難しい。一口に日本食といっても、一汁三菜のようなものもあれば、懐石料理もあれば、てんぷら定食やとんかつ定食もある。研究するためには、食事内容を標準化し、研究に参加している人たちにある程度同じ食事をしてもらう必要がある。過去の研究で「地中海食」といった時にどのような食事を意味しているのかを理解することで、なぜオリーブオイルやナッツ類が体に良いと言われるようになったのかわかってもらえるだろう。

◉地中海食の大規模研究

２０１３年に、世界で最も権威ある医学雑誌の１つである『ニューイングランドジャーナル』誌に地中海食の検証を目的としたランダム化比較試験の研究結果(3)が掲載された。これはスペインで実施された多施設共同研究であり、約７５００名の糖尿病や喫煙歴がある

図2-1　地中海食の概要

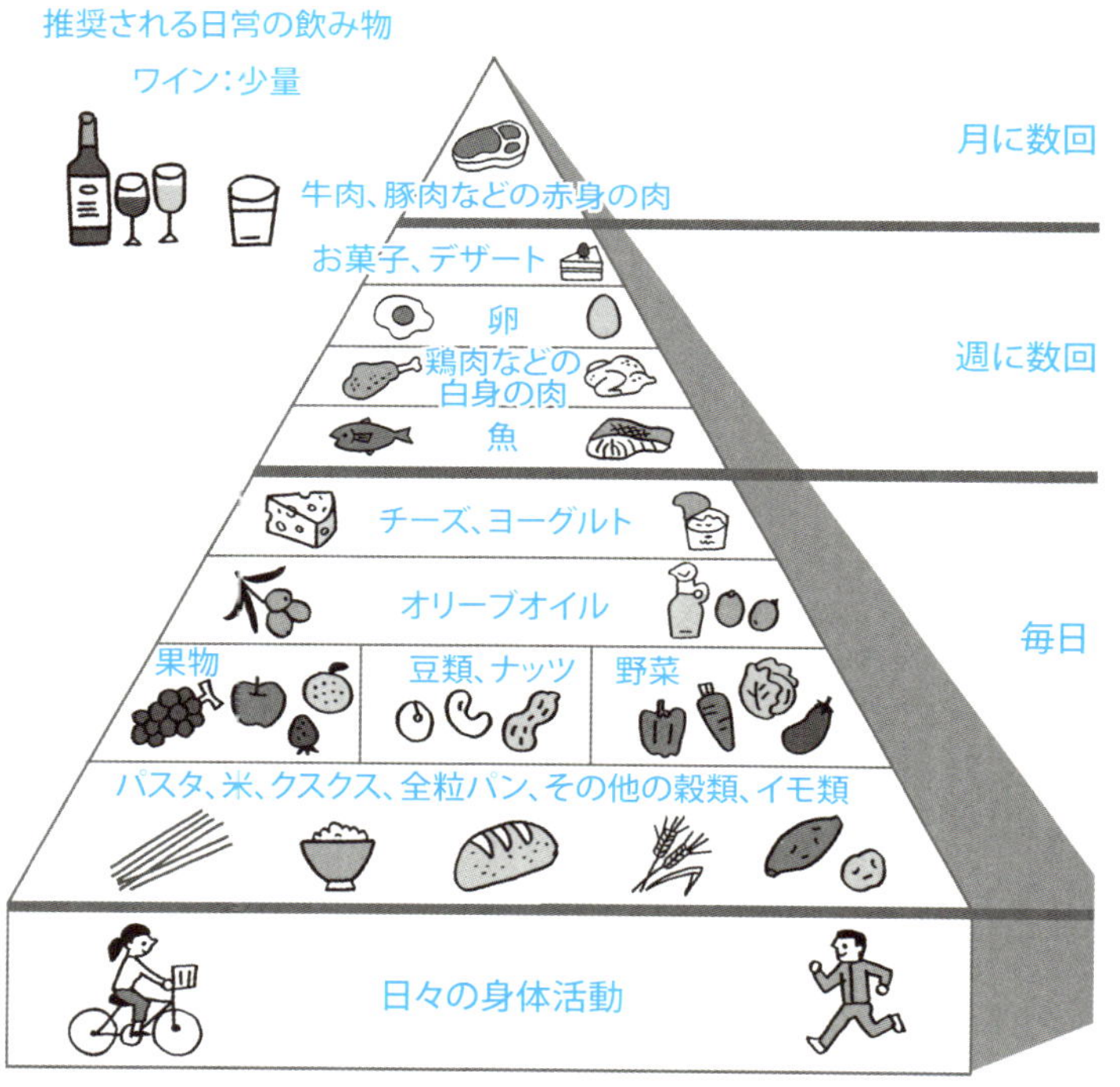

出典：Oldways Preservation & Exchange Trust（1994）

ものの心筋梗塞などの病気を起こしたことのない人たちが、ランダムに3つのグループに割り付けられた。

①1つ目のグループは地中海食を食べるように指導され、さらに1週間ごとに約1リットルのエクストラバージンオリーブオイルが支給された。

②2つ目のグループは同様に地中海食を食べるように指導され、1日あたり30gのミックスナッツ（クルミ15g、ヘーゼルナッツ7・5g、アーモンド7・5g）が支給された。

③3つ目のグループは地中海食の代わりに、低脂肪食の指導を受けた（対照群）。総摂取カロリーや運動に関しては特に制限はされなかった。

地中海食のグループが受けた栄養指導を表2-1に示す。

研究対象者は約5年間追跡され、動脈硬化によるイベント（心筋梗塞、脳卒中、そしてそれらによる死亡）が起こるか評価された。①と②の地中海食の栄養指導を受けたグループ

表2-1　研究で用いられた地中海食の栄養指導

積極的に摂取することが推奨される食品
・オリーブオイル……大さじ4杯/日以上 ・ナッツ類……90g/週以上 ・生の果物（加工品は含まない）……3単位[4]/日以上 ・野菜（加工品は含まない）……2単位[5]/日以上 ・魚（特に脂ののった魚）、海産物……170〜260g/週以上 ・豆類……小皿3/4杯/週以上 ・赤い肉（牛肉や豚肉）を、白い肉（鶏肉）に置き換える
摂取しないことが推奨される食品
・炭酸飲料（加糖飲料）……コップ1杯（200cc）/日未満 ・甘いもの（ケーキ、クッキー、甘いパンなど）……小さいサイズのもの3個/週未満 ・バターやマーガリンなどのスプレッド……小さじ1杯/日未満 ・赤い肉（牛肉や豚肉）や加工肉（ハムやソーセージなど）……85g/日未満

出典：Estruch et al.（2013）を一部改変。

は③の対照群と比べて、魚の摂取量が1日あたり5〜6gほど多く、豆類の摂取量も3〜5g多かった。①のエクストラバージンオリーブオイルに割り付けられたグループは1日あたり50g多くオリーブオイルを摂取し、②のナッツ類に割り付けられたグループは25g多くのナッツを摂取していた。

◉地中海食は脳卒中・心筋梗塞を減らす

①②の地中海食の栄養指導を受けたグループは、③の対照群と比べて、脳卒中、心筋梗塞、そしてそれらに

図2-2　地中海食の効果

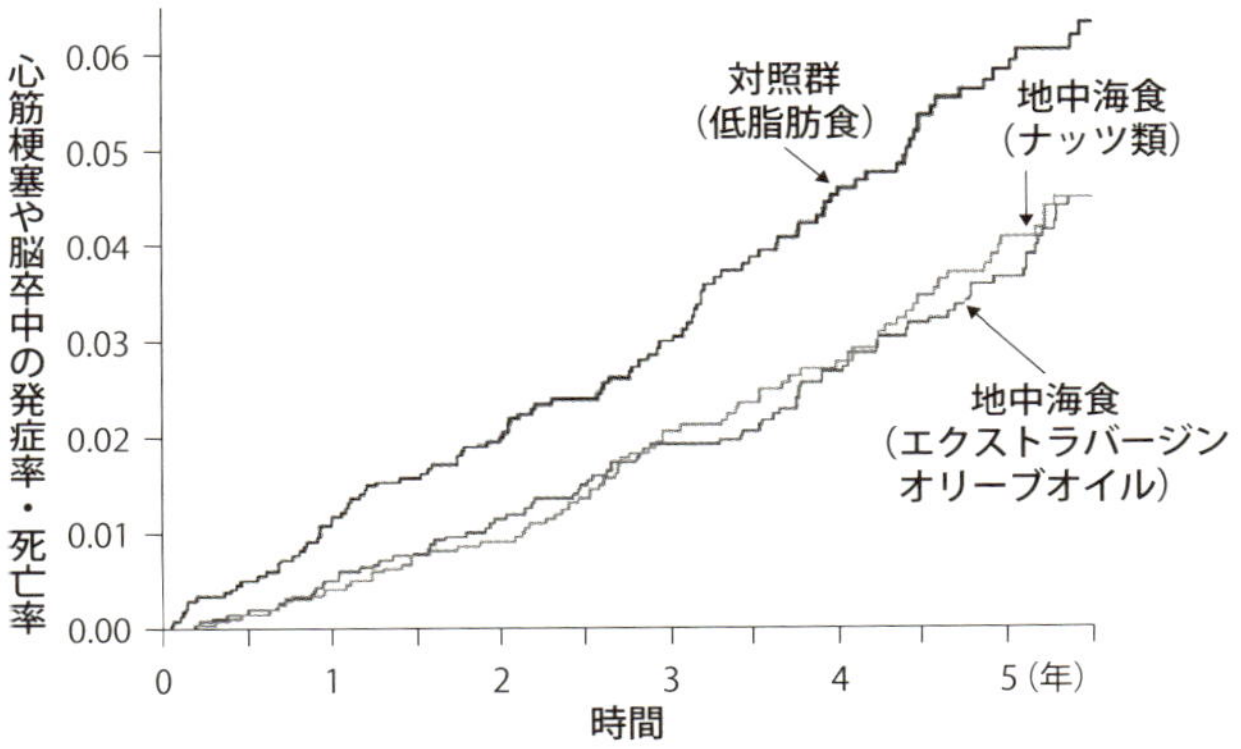

注：この図はカプラン・マイヤー曲線と呼ばれ、縦軸は対象者が心筋梗塞などを発症、あるいはそれらによって死亡する確率を示している。横軸は時間を表している。線が上にあるほど、病気になったり死亡したりする確率が高いことを意味する。

出典：Estruch et al.（2013）

よって死亡する確率が29％低かった[6]。①の地中海食＋オリーブオイルのグループで30％[7]、②の地中海食＋ナッツ類のグループで28％[8]のリスク減少が認められた。

脳卒中のリスクに至っては、地中海食＋オリーブオイルのグループで33％、地中海食＋ナッツ類のグループで46％も対照群よりも低くなることが明らかになった[9]。

さらには、同じデータを用いた別の論文[10]では、地中海食は乳がんになる確率を57％減少させることも明らかになっている。

◉地中海食はがんや糖尿病も減らす

この研究よりも前に地中海食の心筋梗塞に対する効果を見た研究はあったが、いずれもすでに心筋梗塞を起こした人の再発予防（専門用語で「2次予防」と呼ぶ）を目的として行われた研究であった。フランスのリヨンで行われた研究[11]では、バターやクリームを、αリノレン酸を豊富に含む特殊な油と置き換えることで、心筋梗塞の再発を50～70％予防することができた。また、地中海食は糖尿病になるリスクを30％下げる[12]ことも他の研究[13]によって報告されている。

2016年に米国内科学会誌に掲載されたメタアナリシス[14]によると、上記のような発見に加えて、地中海食を食べ続けた人はそうでない人たちに比べて、がんによる死亡率が14％低く[15]、がんの発生率が4％低く[16]、大腸がんになるリスクが9％低い[17]と報告された。

◉地中海食＝オリーブオイル＋ナッツ類＋魚＋野菜・果物

ここまで読めば、地中海食が健康に良いということが、いかに科学的に支持されているかわかってもらえたことと思う。さらには、地中海食の研究で実際にどのような食事が食べられているのかを理解すれば、フムスやひよこ豆のスープのような凝った「地中海食」を食べる必要はなく、第1章で説明したように、オリーブオイル、ナッツ類、魚、野菜と果物を豊富に食事に取り入れ、赤い肉を避けるということが、いわゆる「地中海食」に近いことがわかる。

つまり、**地中海食のレシピ本を買う必要も、インターネットで地中海食を検索する必要もない。第1章で説明した5つの健康に良い食品を普段の食事に取り入れ、3つの健康に悪い食品を避ければ、地中海食を食べているのと同様の健康効果が得られると考えられる。**つまり、普段どおりの食事を食べながら、塩分と白い炭水化物の摂取量を減らす代わりに、オリーブオイル、ナッツ類、魚、野菜と果物を増やすことが最も健康に良い食事であると言って良いだろう。

コラム

チョコレートは薬か毒か？

最近日本ではチョコレートの人気が上昇している。コンビニに行っても、昔よりもチョコレートの種類が多くなっており、以前まではデパートなどでしか売っていなかったダークチョコレートが、今ではコンビニでも買えるようになった。

この現象の一因に、チョコレートは健康に良いというイメージがあるだろう。これは欧米でも同様で、チョコレート、特にダークチョコレートは「健康的なお菓子」という印象がある。では実際に研究ではどこまでわかっているのだろうか。本当にチョコレートは体に良いお菓子なのだろうか。

そもそもなぜチョコレートに健康効果があると考えられるようになったのだろうか。実は、それには中米の国であるパナマが関係している。

パナマのサンブラス諸島に住む先住民族であるクナ族は、すりつぶしたカカオの実にトウモロコシを混ぜた飲み物を1日10杯ほど飲む習慣があった。1940年代にハーバードの研究者らが、島に住むクナ族と、都会のパナマシティで現代的な食生活をしているクナ族出身者を比較したところ、島に住む原住民の方が血圧が低く(1)、心臓病などの発生率も低いことが明らかになった。これが、チョコレートの健康効果が注目されるようになったきっかけであると言われている。

チョコレートは血圧を下げる

チョコレートに関して一番よくわかっているのは、高血圧の患者の血圧を下げる作用があるということである。(2)これはランダム化比較試験を含む、複数の研究結果によって認められており、科学的に支持されている。

さらには、血圧に対する作用に比べるとエビデンスは弱いものの、チョコレートには以下のような健康に対する影響も観察研究より示唆されている。

- 心筋梗塞などによる死亡率を下げる。(3)

・インスリンが効きにくく血糖値が上がってしまう病態（インスリン抵抗性と呼ぶ）を改善する。(4)
・アルツハイマー病の発症率を下げる。(5)
・脳卒中のリスクを下げる。(6)（日本人のデータを用いた研究）

ここでいくつかの注意点がある。チョコレートの血圧に対する効果は、ランダム化比較試験でも実証されておりほぼ確実であると言っても良い。それと比べると、ここに示したような死亡率やアルツハイマーに対する効果は観察研究のデータしかなく、あくまで「可能性が示唆されている」というレベルであり、今後の研究結果が待たれる。

含まれる砂糖の量に注意

ちなみに、これらの研究の多くはチョコレートそのものの摂取量を見ているわけではなく、チョコレートに含まれるポリフェノールの一種であるフラボノールやカカオニブ由来の食物繊維の効果を見ているものも多い。チョコレートには体に良い成分も含まれる一方で、体に悪い砂糖も多く含まれるため、この2つのバランスによっては健康にとってマイナスの影響があることもあり得る。実際に、ダークチョコレートとホワイトチョコレート（茶色い色が特徴であるカカオマスは含まれず、ココアバターに粉乳・砂糖を混ぜて作られる）を比較してみると、健康への影響が違ったという研究結果もある。(7)

「より色が黒い」ことが必ずしもダークチョコレートであることを意味しないことにも注意が必要である。例えば、チョコレートの製造過程において、カカオの苦みをとるために炭酸カリウムが加えられるが、これはチョコレートの色をより黒くする効果もある。

一般的にはココアパウダーやダークチョコレートと比べて、ミルクチョコレートに含まれるフラボノールの量は少ないことがわかっているので、ダークチョコレートの方がミルクチョコレートよりは体に良いと言うことができるだろう。しかし、「ダークチョコレート」かどうかは見た目の色で判断するのではなく、含まれるココアパウダーや砂糖の量で見分ける必要がある。パッケージに「カカオ〇％」という記載があれば、その割合が高いものを選べば安心だろう。

ちなみにチョコレートの仲間であるココアでも同様の健康効果が期待できる。[8] チョコレートもココアも原料は同じカカオ豆だ。カカオ豆を焙煎、圧搾して作られるカカオマスから、脂肪分であるカカオバターを取り除いたものがココアである。一方で、カカオマスにカカオバター、ミルク、砂糖などを加えたものがチョコレートである。チョコレートとココアは本質的に近いので、ココアでも血圧を下げるといった健康にプラスの効果があると考えられている。

チョコレートは血圧を下げるなど健康に良い効果が認められている数少ないお菓子である。一般的にデザートには白い炭水化物、砂糖、バターなどの体に悪いものが大量に含まれていることが多いので、食後などに少し甘いものが食べたいと口さみしくなる人にとっては、含まれる砂糖の量が少ないダークチョコレートは最適のデザートであると言っても良いだろう。

2

果物は糖尿病を予防するが、フルーツジュースは糖尿病のリスクを上げる

オリーブオイルやナッツと同じくらい健康にとってメリットがあるのが、野菜や果物である。ここで重要なのは、果物や野菜のジュースやピューレなどの加工品ではダメだということである。野菜は生野菜である必要はなく、ゆで野菜でも野菜のスープでも構わない。一回冷凍した果物を解凍してもそれほど大きな変化はないだろう。しかし、加工品になると話は変わってくる。本書で言う「(加工されていない）野菜や果物」とはスーパーや八百屋で売っている本物の野菜や果物のことであり、フルーツジュースやピューレなどの加工

されてしまったものは含まない。これらは加工の過程で、健康上のメリットが失われていると考えられているからである。

◉野菜・果物は心筋梗塞や脳卒中のリスクを減らす

16の観察研究をまとめたメタアナリシス(1)によると、1日の果物の摂取量が1単位（バナナなら1／2本、リンゴなら小玉1つ）増えるごとに、全死亡率（原因にかかわらず死亡する確率）は6％減り(2)、野菜の摂取量が1単位（小皿1杯）増えると死亡率は5％減るとされている(3)。野菜や果物は食べれば食べるほど死亡率は減るものの、1日の摂取量が5単位（約385～400g）を超えると、それ以上摂取量が増えても死亡率は変わらなくなる。つまり、1日5単位食べれば健康上のメリットは十分であると言っても良いと考えられている(4)。

心筋梗塞や脳卒中などの疾患によって死亡する確率は、野菜や果物の摂取量が1単位増えると4％下がり(5)、糖尿病の発症率も果物をほどほどに食べている人の方が低いと報告されている(6)。

ランダム化比較試験では何がわかっているのだろうか。2013年に発表された、10個

図2-3　果物や野菜の摂取量と死亡率の関係

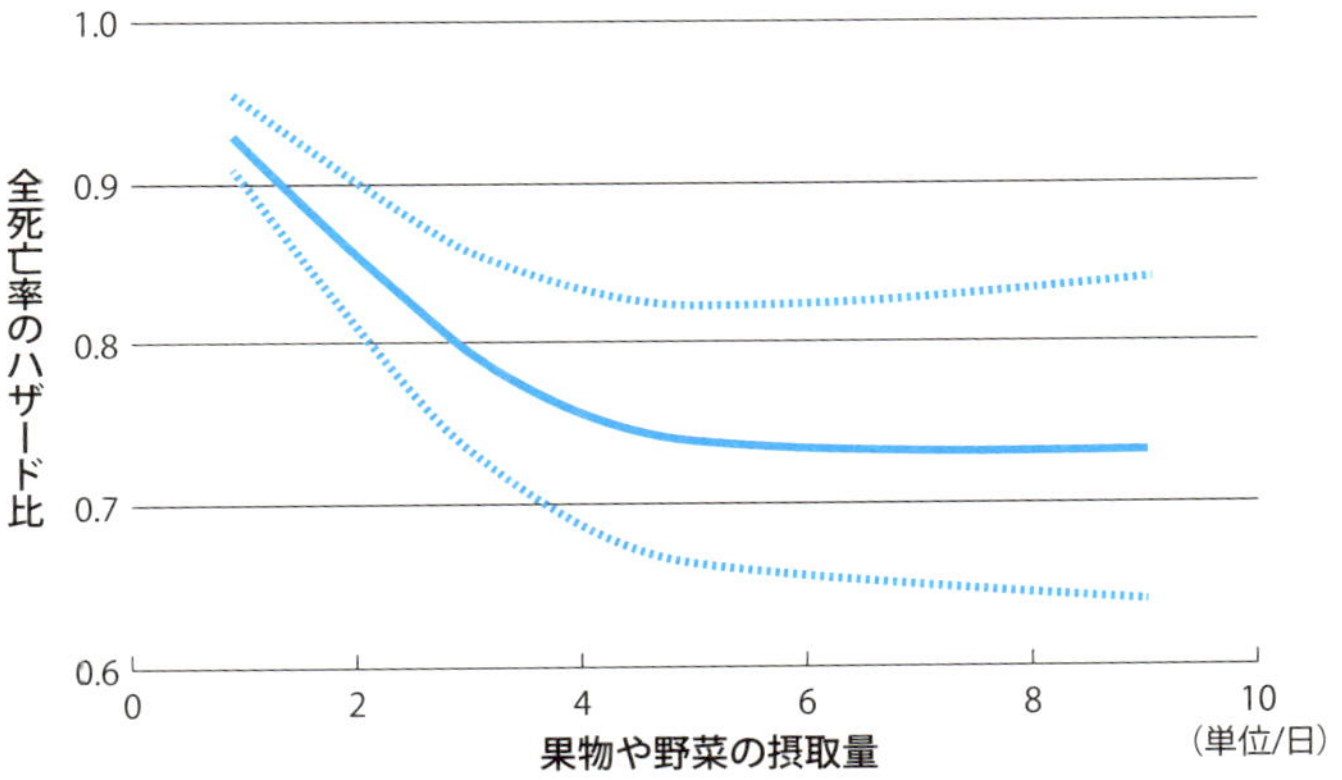

注：実線は推定された相対リスクを表し、点線は95%信頼区間（真の相対リスクは、95%の確率でこの2本の点線の間におさまるとイメージしてもらえばよい[8]）を示す。ハザード比が1より小さいことは、死亡率が低いことを意味する。例えば、ハザード比0.8とは、死亡率が20%下がると解釈することができる。

出典：Wang et al.（2014）

のランダム化比較試験を統合したメタアナリシス[7]がある。その結果、野菜や果物の摂取によって収縮期血圧は3・0mmHgほど下がったものの、拡張期血圧やコレステロール値には影響がないというものであった。しかし、このメタアナリシスの追跡期間は3か月から1年ととても短いものであり、対象者の数も1730人と少なかった。

食生活が健康にプラスの影響を与えるにはそれなりに時間がかかるため、もっと大規模で長期間にわたって追跡したランダム化比較試験が出てくるまでは、結論づけることはできないが、少なくとも観察研究のデータからは野菜や果物は心筋梗塞や脳卒中を予防する可能性は高いと考えておいても良いだろう。

野菜や果物を食べるとがんは減るのだろうか。実はがんの予防効果はあまり期待できない。[9]食道がんに関してはリスクが下がる可能性が示唆されているが、あまり強くないエビデンスなので（喫煙や飲酒の影響が十分に対処されていない研究である）注意が必要である。肺がん、胃がん、大腸がん、乳がんなどに関しても野菜や果物の摂取との間に関係はないと考えられている。前述のメタアナリシスでも、野菜や果物の摂取量と、がんによる死亡との間には統計的に有意な関係は認められなかった。

●「フルーツジュース」は糖尿病のリスクを上げる

2013年に当時はハーバード公衆衛生大学院の研究員であった村木功氏（現在の所属は大阪大学大学院医学系研究科公衆衛生学教室）によって発表された英国医師会雑誌に掲載された大規模な観察研究の論文[10]によって、果物をとっている人ほど糖尿病のリスクが低いことが明らかになっている。この論文で興味深いのは果物の種類によってこの糖尿病の予防効果が異なってくるということである。果物の中でも、ブルーベリーやブドウを食べてい

図2-4　果物の摂取と糖尿病のリスクの関係

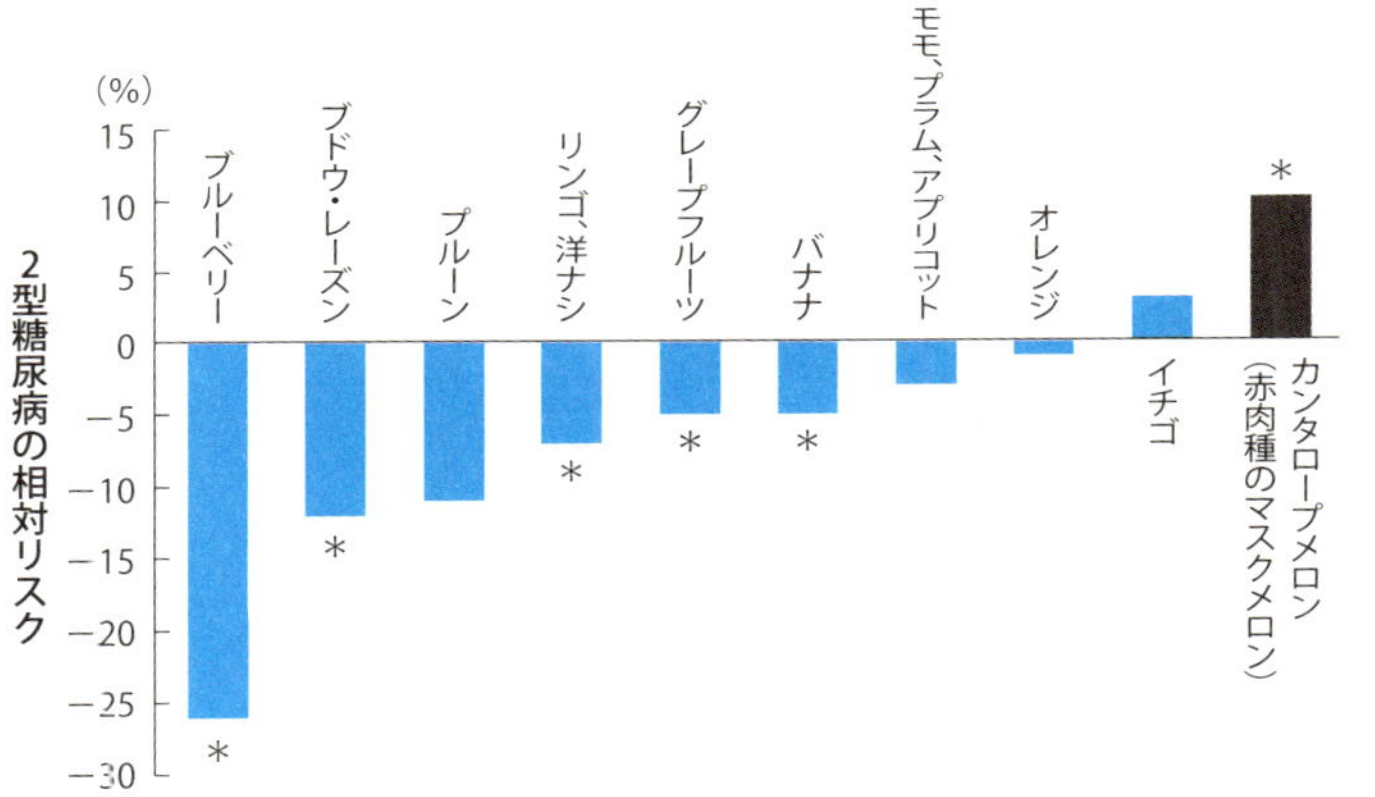

注：図中の＊は、統計的に有意に糖尿病のリスクを下げる、もしくは上げる関係が認められた果物。
出典：Muraki I et al.（2013）を元に筆者作成。

る人ほど特に糖尿病のリスクが低いことがわかっている。多くの果物は糖尿病のリスクを下げるが、カンタロープメロン（赤肉種のマスクメロン）は逆に糖尿病のリスクを上げることもわかった。

血糖値にどのような影響を与えるかを見てみても、多くの果物は血糖値をほとんど上げないものの、メロンは血糖値を上げることがわかっている。血糖値に注意しないといけない人はメロンは避けた方がよさそうである。[11]

さらに興味深いことに、フルーツジュースを多く飲んでいる人ほど逆に糖尿病のリスクが高いことがわかった。1週間あたり3単位（コップ3杯分）のフルーツジュースを摂取している人は、糖尿病のリスクが8％高かった[12]。つまり、果物を食べている人ほど糖尿病のリスクが低いのに対して、それを抽出したものであるフルーツジュースをたくさん飲んでいる人ほど糖尿病のリスクが高く逆効果であるということがわかったのである。

2015年に英国医師会雑誌に掲載された英国ケンブリッジ大学の今村文昭氏らが行った観察研究のメタアナリシス[13]によると、フルーツジュースの摂取量が1日あたり1単位多い人ほど、糖尿病のリスクが7％高くなる[14]と報告されている。コーラなどのいわゆる加糖飲料と比べるともちろん影響力は小さいものの、フルーツジュースも糖尿病のリスクを上げることは覚えておいて損はないだろう。

◉フルーツジュースはできるだけ避ける

なぜ果物は糖尿病のリスクを下げるのに、フルーツジュースはリスクを上げるのか疑問に思った人もいることだろう。果物を食べれば血糖値を上げる果糖が含まれるものの、同時に血糖値の上昇を抑えてくれる食物繊維もとっていることになる。一方で、フルーツジュースは果糖のみを摂取していることになるので（水溶性の食物繊維は含まれるが、不溶性の食物繊維の多くは加工過程で取り除かれてしまうと考えられている）、血糖値が上がって糖尿病のリスクが上昇するのではないかと考えられている。

では、糖分と食物繊維のサプリメントを一緒にとれば良いのかというとそうでもない。そのような研究結果はなく、多くの専門家は食物繊維はサプリメントでとるよりも食事でとった方が良いと考えている。やはり、第1章で説明したように、成分で考えるのではなく、食品まるごとで考えることが、健康的な食事をするためには重要だということだろう。健康を維持したいのであれば、果物はたくさんとり、フルーツジュースはできるだけ避けることをおすすめする。

◉野菜ジュースより野菜を食べよう

フルーツジュースは糖尿病のリスクを上げる。それでは野菜ジュースはどうだろうか。野菜ジュースに関してはエビデンスがないのでわからないというのが実情である。成分表示のラベルを見てみて、ピューレや濃縮還元と書いてあれば、もちろん加工していない野菜と同じような健康上のメリットは期待できないだろう。しかし、たとえ濃縮還元でなかったとしても、野菜ジュースが健康に良い影響があるというエビデンスはない。フルーツジュースの例と同じように、不溶性の食物繊維の多くは野菜をジュースに加工する段階で除かれてしまっている。野菜は健康に良いというエビデンスがあるのに対して、野菜ジュースには健康に良いというエビデンスはない（研究が行われていないので健康に良いのか悪いのかわかっていない）ので、健康のことを考えているのであれば、野菜ジュースではなく加工されていない野菜を積極的に摂取する方が良いだろう。

いずれにしてもフルーツジュースや野菜ジュースで果物や野菜を食べた気になってしまうのは危険である。手軽にとれる「ジュース」ではなくて、きちんとしたエビデンスのある「加工されていない果物や野菜」を摂取するように心がけてほしい。

コラム

オーガニック食材は健康に良いのか？

欧米ではオーガニック食材が年々人気になってきている。オーガニック食材の日本国内の市場規模は約１３００億円とされ、３兆円規模の米国や１兆円規模のドイツなど欧米と比べてまだ小さいものの、日本でも健康志向の高まりなどでニーズは大きくなってきている。

オーガニック食材とは、いわゆる有機栽培によって生産された食材のことである。国によって「オーガニック」と名乗るための条件は若干異なるものの、オーガニックとは一般的には、農作物に関しては化学肥料や化学農薬を使わないもの、家畜に関しては抗生剤や成長ホルモンをできるだけ使わない方法で作られたもののことを指す。日本においては、有機農作物と有機農作物加工品を「オーガニック」として表示、販売する場合には、生産者や加工業者は、登録認定機関の検査・認証を受け、有機ＪＡＳマークを付けることが義務づけられている。

コラム図2　オーガニック食材の市場規模

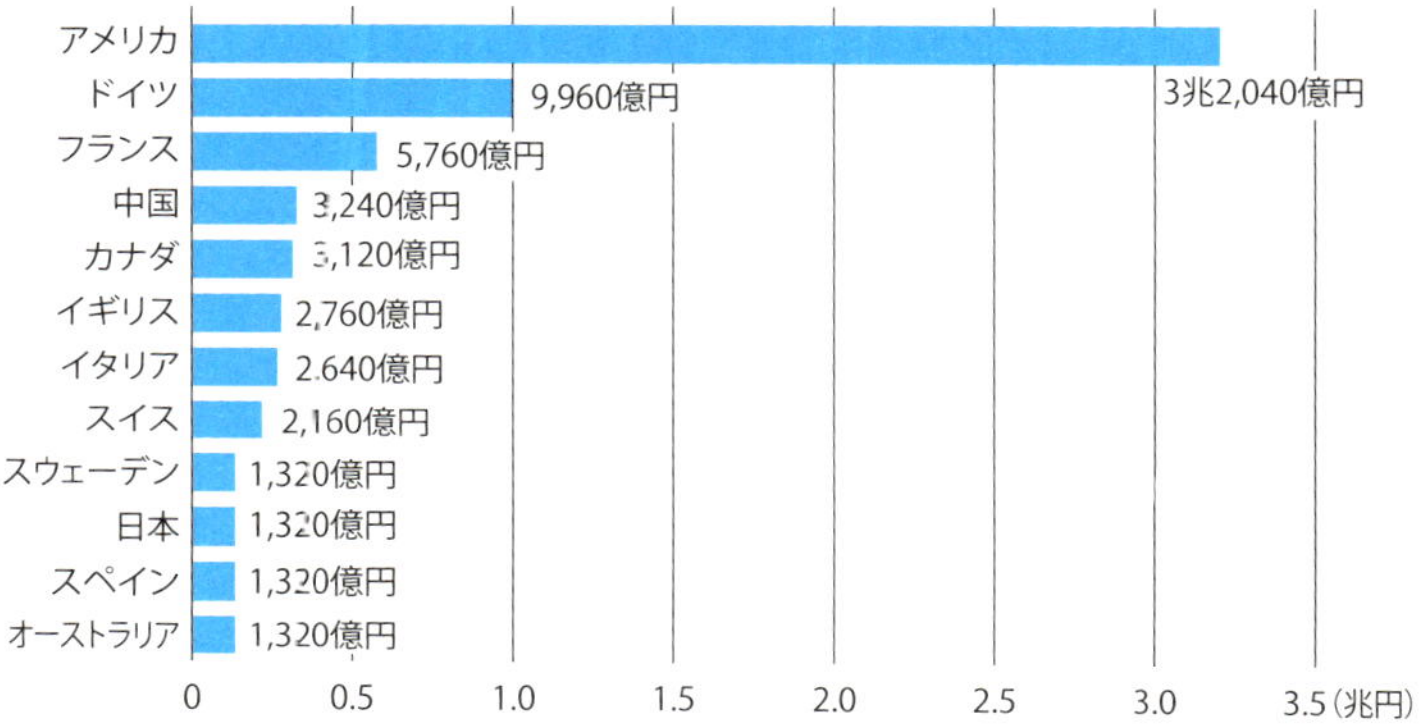

注：1ドル＝120円換算
出典：FiBL, IFOAM（2013年）

リスクもあるオーガニック食材

オーガニック食材は一般の食材よりも高価であるが、栄養価が高く、より安全であるという印象を多くの人が持っていると報告されている[1]。その一方で、有機肥料はしばしば発酵させた家畜の糞便を用いるため、オーガニック食材だと食中毒を起こしたり、寄生虫に感染するリスクが高いと警鐘を鳴らす専門家もいる。本当のところはどうなのだろうか？

2012年にスタンフォード大学の研究者たちがオーガニック食材の健康への影響[2]に関するエビデンスをまとめて総説論文として発表した。彼らは人間を対象とした17個の研究と、食材を調査した223個の研究をまとめ、以下のような結論に至った。

・オーガニック食材は一般の食材と比べて、栄養価は変わらない[3]。

・微量（ぎりぎり検出可能なレベル）の残留農薬を認める確率はオーガニック食材の方が低い（オーガニック食材の7％[4]、一般の食材の38％[5]で微量な残留農薬が認められた）。

・しかし、通常の成人であれば一般の食材から摂取される残留農薬の量は許容摂取量よりも低く、健康被害を起こすレベルではないと考えられる。

コラム図3　有機JASマーク

有機JASマーク

JAS

登録認定機関名

有機JASマークは、登録認定機関から認定を受けた事業者により、有機JAS規格に基づいて生産・製造された有機食品に付けられる。

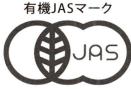

・病原性大腸菌に汚染されている確率はオーガニック食材と一般の食材で差がない（オーガニック食材の7%[6]、一般の食材の6%[7]で汚染が確認された）。

・冬場にオーガニックの肉を摂取することでカンピロバクターによる食中毒にかかるリスクが約7倍になる[8]。

まとめると、**オーガニック食材は一般の食材と比べて、①栄養価は変わらない、②残留農薬は若干少ない（しかし一般の食材でも農薬の量は許容範囲内）、③冬場の肉に関しては食中毒を起こすリスクが高い**、とまとめることができる。

2016年には欧州議会によって招集された調査チームによってオーガニック食材が人間の健康にどのようなメリットがあるか研究されたが、ほぼ同様の結果が得られた[9]。

過剰に反応する必要はない

つまり、一般の人にとってはオーガニック食材でなくても健康という観点からは問題ないと考えられている。その一方で、唯一オーガニック食材にするメリットがある可能性があるのが、妊娠中や妊娠する可能性のある女性と小さな子どもだろう。

今までの研究結果[10]から、非常に弱いエビデンスではあるものの、妊娠中に殺虫剤を多く摂取することで、生まれてくる子どものＩＱが低くなったり、ＡＤＨＤ（注意欠如多動性障害）になるリスクが高くなる可能性があることが示唆されている。また2歳以下の小児に関しては乳製品をオーガニックにすることでアトピー性皮膚炎になるリスクが下がる可能性があるという報告[11]もある。もちろん、これらはあくまで可能性があるというだけで強いエビデンスとは言えないため、過剰に反応しないでほしい。

百歩譲って、残留農薬が気になるとしても、口にする食品を全てオーガニックにする必要はないだろう。そもそも食品の種類によって残留農薬の量は大きく異なるからである。ＥＷＧ（Environmental Working Group）と呼ばれるＮＰＯが食品ごとの残留農薬の量を測定し、ホームページ上[12]で公表している。トウモロコシやアボカドのように残留農薬の少ない食材は一般的な食材で良いものの、イチゴやほうれん草などは残留農薬の量が多いので、オーガニックにする、という食材による使い分けをした方が

コラム表1　残留農薬の多い食材・少ない食材

残留農薬の少ない野菜・果物	残留農薬の多い野菜・果物
1. トウモロコシ	1. イチゴ
2. アボカド	2. ほうれん草
3. パイナップル	3. ネクタリン
4. キャベツ	4. リンゴ
5. たまねぎ	5. モモ
6. じゃこうえんどう（冷凍）	6. 洋ナシ
7. パパイヤ	7. さくらんぼ
8. アスパラガス	8. ブドウ
9. マンゴー	9. セロリ
10. ナス	10. トマト
11. ハネデューメロン	11. パプリカ
12. キウイ	12. じゃがいも
13. カンタロープメロン（赤肉メロン）	13. トウガラシ
14. カリフラワー	
15. グレープフルーツ	

出典：Environmental Working Group（2017）

賢明だろう。

　ちなみに、この調査では、野菜や果物を洗ったり、皮をむいてから農薬の量を測定しているため、リンゴやモモなどの皮をむいて食べる食材でも内部にまだ農薬が残っていることを示唆している。この調査は毎年実施されており年によって結果は異なること、そしてアメリカで行われている調査であるため、他の国からの輸入品や日本国内産の野菜や果物にはそのまま適用できないことには注意が必要である。

3 魚は心筋梗塞や乳がんのリスクを下げる

ここまで読んだら、オリーブオイル、ナッツ、野菜と果物がいかに健康にとって重要かわかったことと思う。しかし、毎日の食卓にこの4つしか並ばなかったら、やはり味気ない。食事は毎日のことであり、人生の豊かさにも影響を与えるものであるので、やはりもう少し華やかさが欲しい。メインディッシュ（主菜）は何にしたら良いだろうか。

メインデッシュには魚がおすすめである。日本人が他の国よりも長寿なのも昔から魚をたくさん食べているからであるという説もあるし（これはきちんと科学的に証明されているわけではないが）、テレビで魚が健康に良いことを聞いたことがある人も多いだろう。魚が体に良いというのは別に目新しい情報ではないが、魚がどのように健康に良いのか、どこまでわかっているのかきちんと理解している人は少ないのではないだろうか。魚を食べていれば長生きできるのだろうか？　心筋梗塞やがんを減らす効果はあるのだろうか？　水銀など有害物質が含まれているので食べすぎは逆に体に悪いのではないだろうか？　ここではこういった素朴な疑問に答えていきたいと思う。

◉魚を食べていたら長生きできるのか？

魚と健康に関してどこまでわかっているのだろうか。まずは死亡率を見てみよう。

２０１６年に欧州の権威ある栄養学の雑誌に12個の観察研究（合計67万人）のデータを統合したメタアナリシスの結果[1]が掲載された。その結果、**魚の摂取量が多い人ほど死亡するリスクが低いことが明らかとなった。**

ではどれくらい食べればよいのだろうか。図2–5を見てほしい。野菜と果物の時と同

図2−5　魚の摂取量と死亡率との関係

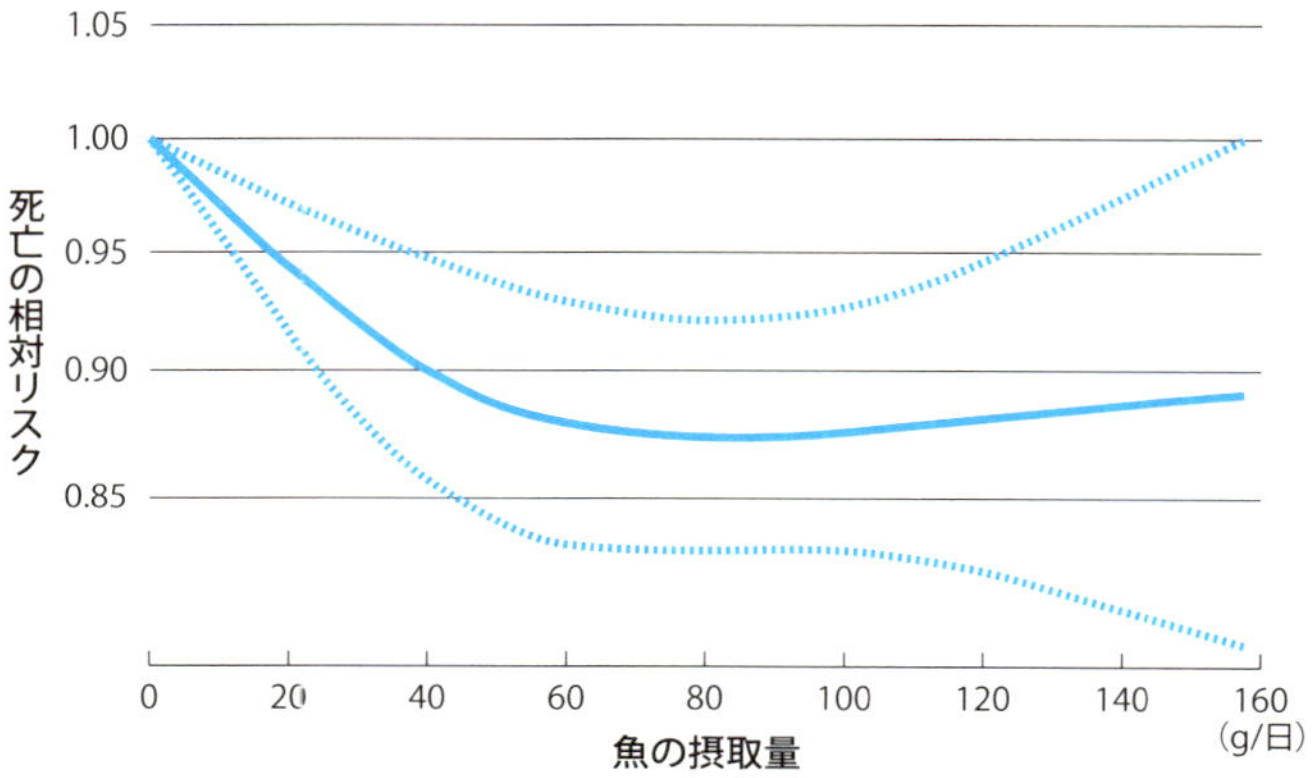

注：1. 縦軸（死亡の「相対リスク」）は、魚を全く食べない人と比べて死亡リスクが何倍なのかを表している。例えば、魚の摂取量が60g/日の人のリスクは0.88（88%）なので、（100%から差し引いて）死亡リスクが12%低下したと解釈することができる。
2. 実線は推定された相対リスクを表し、点線は95%信頼区間（真の相対リスクは、95%の確率でこの2本の点線の間におさまるとイメージしてもらえばよい）を示す。
出典：Zhao et al. (2016)

じように食べたら食べただけ健康になるわけではなく、ある程度摂取するとそれ以上食べても健康上のメリットはなくなると考えられる。この図からも明らかであるように、1日60gの魚を食べるとそれ以上食べてもプラスアルファのメリットは少ないと考えられる。1日60gの魚を食べていた人は、魚を全く食べない人と比べて12%死亡率が低かった[2]。

ちなみにこのメタアナリシスに含まれた研究の中には、日本人を対象とした観察研究も2つあり、両方とも魚の摂取量が多いほど死亡率が低いという結果が得られている[3]。

◉魚の摂取は心筋梗塞のリスクを下げる

魚を食べると心筋梗塞など動脈硬化のために起こる病気を予防することができるのだろうか。複数の研究を統合したメタアナリシス[4]によると、1日あたり85～170gの魚（特に脂の多い魚）を摂取すると（ほとんど魚を食べない人と比べて）心筋梗塞により死亡するリスクが36％低下することが明らかになった。

少し古い研究になるが、オメガ3脂肪酸の健康に対する効果を検証したランダム化比較試験もある。イタリアの研究者らが1993～1995年に行った研究[5]によると、過去3か月以内に心筋梗塞を起こした男女およそ1万人を、1日1gのオメガ3脂肪酸を服用するグループとしないグループに無作為に割り付け、その後3～5年間追跡した。その結果、オメガ3脂肪酸を服用したグループでは死亡率が14％低かった[6]。

これ以外にもいくつかのランダム化比較試験があるが、いずれも**オメガ3脂肪酸の摂取は、心筋梗塞など動脈硬化による病気の再発を予防してくれるという傾向を示している。**

ちなみに日本人を対象としたランダム化比較試験もあり、ＥＰＡ（エイコサペンタエン酸）と呼ばれる、青魚に多く含まれた不飽和脂肪酸を飲んだグループは、飲まなかったグループと比べて、心筋梗塞やそれによる死亡のリスクが19％低いという結果が得られた[7]。

◉魚の摂取はがんを予防するのか？

魚をたくさん食べるとがんになるリスクも下がる可能性も示唆されている。21個の観察研究を統合したメタアナリシス[8]によると、魚をたくさん食べると乳がんのリスクが下がることがわかっている。具体的には、オメガ3脂肪酸換算で、1日0・1g摂取すると、乳がんになるリスクが5％下がる[9]と報告されている。こちらに関しても量を食べれば食べるだけ、量に比例してリスクが下がり続けるというわけではなく、図2-6のようにゼロから少しだけ食べる（オメガ3脂肪酸で0・1g／日）時に一番リスクが下がるので、少量でも良いので毎週コツコツと魚を食べるのが良いだろう。

この他にも、魚の摂取[10]は、大腸がんや肺がん[11]のリスクを下げることが報告されている。一方で、魚を食べても胃がん[12]のリスクは下がらないことがわかっており、前立腺がん[13]に関しては、がんになるリスクを下げることはないものの、がんになった時にがんに関連して死亡するリスクを下げる可能性があることがわかっている。

◉魚には水銀などが含まれているから食べすぎない方が良い？

魚には、水銀、ＰＣＢ（ポリ塩化ビフェニル）、ダイオキシンなどの有害物質も含まれていると言われている。水銀は大量に摂取すると子どもや胎児の脳の発達に悪影響があると言われているものの、少量の摂取がどのような悪影響を及ぼすのかに関してはまだわかっていない。ＰＣＢやダイオキシンの健康に対する作用に関してもわか

図２–６　魚の摂取量（オメガ３脂肪酸換算）と乳がんのリスクの関係

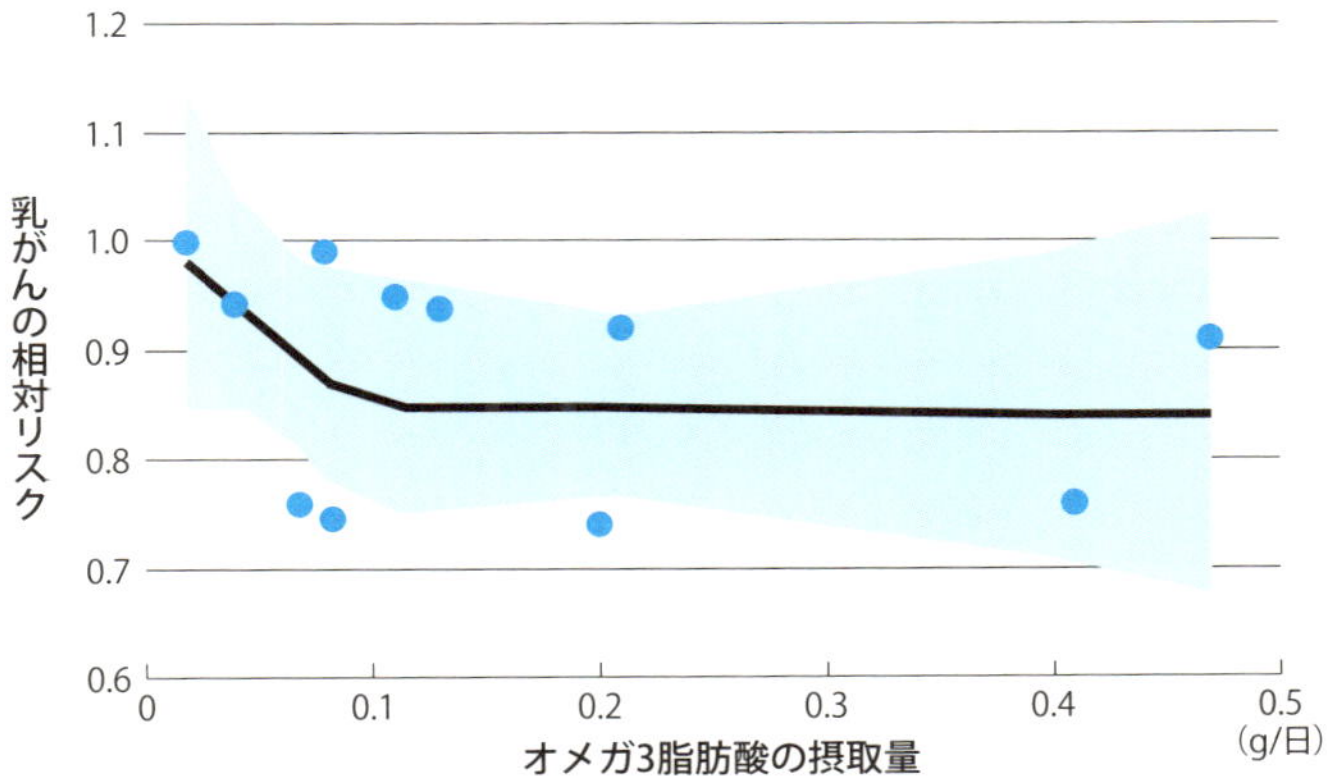

出典：Zheng et al.（2013）

っていないことが多い。

しかしこれらの少量の有毒物質が含まれていることが心配だから、魚を控えるというのは得策ではないようだ。２００６年に行われた研究[14]の推定によると、もし10万人の人が70年間にわたって週2回、さけを食べ続けたとすると、ＰＣＢによって生じるがんによって24名の命が奪われる一方で、心臓病のリスクを下げることで７０００人の命が助かるとされている。さらには**ＰＣＢなどの有毒物質は肉、牛乳、卵などにも含まれており、魚だけに多く含まれているわけではない**ので、魚をあえて避ける必要もないとされている。

コラム

牛乳やヨーグルトは体に良いのか、悪いのか？

テレビやニュースで牛乳やヨーグルトが体に良いという報道がされているのを見たことがある人も多いだろう。その一方で、牛乳やヨーグルトはカロリーが高いとか、脂肪分が多いなどの理由で避けている人もいると聞く。実際のところはどうなのだろうか。

ハーバード公衆衛生大学院のホームページ上では、栄養を専門とする研究者たちの健康的な食事に関するアドバイスが掲載されている。これが興味深いのは、専門家が推奨する食事と、アメリカ合衆国農務省（日本の農林水産省に相当する）が推奨する食事とが大きく異なるということである。このホームページでは、アメリカ農務省の推奨する食事は、農協や酪農業界などのロビイングによって歪められているため、必ずしも科学的根拠にもとづいたものではないという不満が遠まわしに書かれているのだ。

牛乳やヨーグルトなどの乳製品もその1つである。アメリカ農務省の推奨では、食

コラム表2　乳製品と前立腺がんのリスクの関係

乳製品	前立腺がんのリスク
牛乳（1日200g増えるごとに）	3%上昇
低脂肪乳（1日200g増えるごとに）	6%上昇
チーズ（1日50g増えるごとに）	9%上昇

出典：Aune et al.（2015）

事ごとに乳製品を摂取するようにとされているが、ハーバードの研究者たちによるとこの推奨は科学的根拠に裏付けられたものではないという。彼らは、1日あたり1～2単位（牛乳だとコップ1～2杯、ヨーグルトだと170～450g）を上限（これは推奨量ではなく、「上限」であることに注意が必要）とするようにアドバイスしており、その理由として、**乳製品のとりすぎは前立腺がんや卵巣がんのリスクを上げる可能性が過去の研究より示唆されている**からであるとしている。

乳製品と前立腺がんの関係についてはよく知られている。2015年に複数の研究結果を統合したメタアナリシス⑴が発表された。その結果、乳製品の摂取量が1日あたり400g増えるごとに、前立腺がんのリスクが7%上昇することが明らかになっている。各乳製品と前立腺がんのリスクに関しては、表2にまとめる。どの種類の乳製品をとっても、前立腺がんのリスクが上がることがわかる。

一方で、乳製品と卵巣がんの関係に関しては、前立腺がんほど強いエビデンスはない。２００６年に行われたメタアナリシス(2)によると、牛乳を１日１杯多く飲むごとに、卵巣がんのリスクが13％上昇する可能性があることが示唆されている。

大人は乳製品の摂取を控えめに

日本でも、色々な省庁で健康的な食事に関する情報が開示されているが、それらも関連業界の政治的なロビイングの影響を受けている可能性があることを理解しておく必要がある。つまり、今回の乳製品のように、科学的にはがんの発生と関係がある可能性があったとしても、できるだけ摂取しないようにするのが良いと推奨することが政治的に難しく、その結果として「１日〇〇くらい摂取しましょう」という政治的な妥協点に落ち着くこともある。11ページで紹介した、厚労省と農水省の「食事バランスガイド」で推奨されている白米の摂取量（目標）もその一例であると言ってもよいだろう。

ここでは紹介していないがヨーグルトの摂取量が多い人ほど糖尿病の発生率が低くなる可能性を示唆している論文[3]も複数あり、乳製品がひとえに体にとって悪いとは言えない。さらには、成長期の子どもや中高生などではたんぱく質を摂取するという観点から、乳製品を積極的に摂取するのが良いという考え方もある。しかし、乳製品の摂取量が多くなりすぎると前立腺がんや卵巣がんのリスクが上がる可能性があることが示されているため、**大人に関しては、乳製品の摂取量はほどほどにすることが望ましい**だろう。

第3章

体に悪いという科学的根拠がある食べ物

1

「白い炭水化物」は体に悪い

◉健康に良い炭水化物と、健康に悪い炭水化物

巷では「糖質制限ダイエット」や「低炭水化物ダイエット」が流行っている。エネルギーとなる成分は大きく分けて、たんぱく質、脂質、炭水化物の3つに分けられるのだが、これらのダイエット法に共通しているのは、「炭水化物」の摂取量を減らして、代わりに

図3-1　玄米と白米の違い

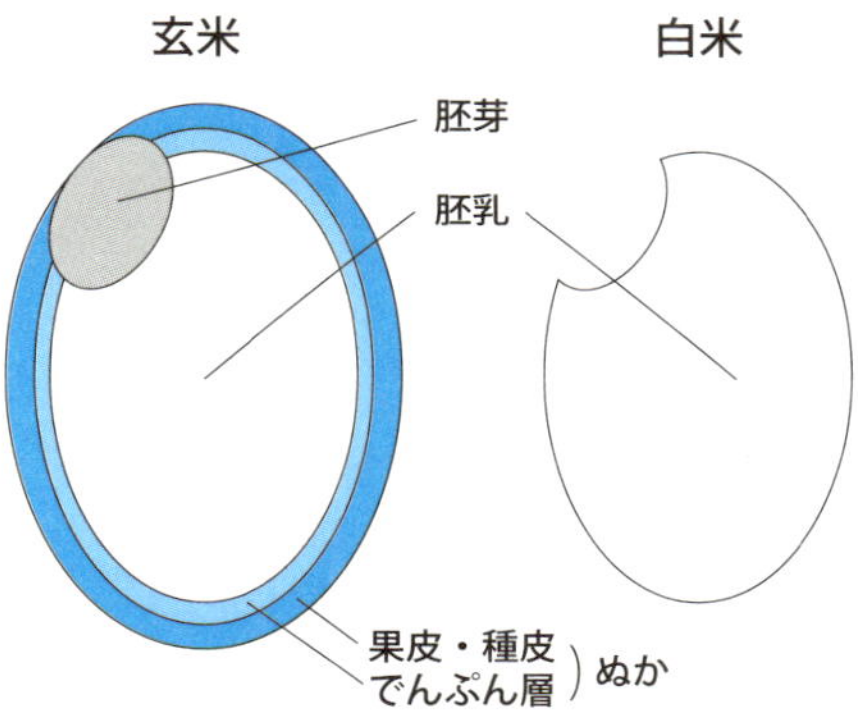

たんぱく質や脂質の摂取量をやや多めにするということである。しかし、この炭水化物なら何でも減らすべきという考えは間違いである。この本でも何度も書いているように、**炭水化物には、「健康に良い炭水化物」と「健康に悪い炭水化物」がある**からである。

私たちにとって最も身近な炭水化物は、白米や小麦粉であり、これらは精製された炭水化物である。このように精製して柔らかくて食べやすい形にすることを（白っぽくなるため）「精白」すると表現し、米であれば「精米」すると呼ぶ。そして、この精白されている「白い炭水化物」は、血糖値を上げ、脳卒中や心筋梗塞などの動脈硬化による病気が起こるリスクを高める可能性があることが、数多くの研究から報告されている。その一方で、

図3-2　全粒粉と小麦粉の違い

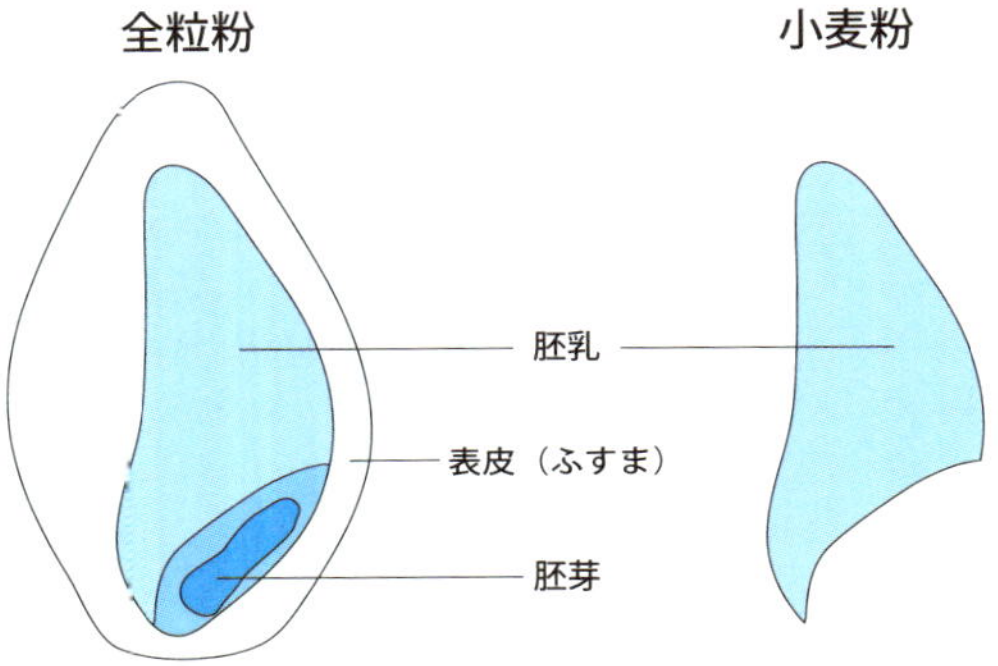

玄米のように、精製されていない「茶色い炭水化物」の多くは食物繊維や栄養成分を豊富に含み、肥満や動脈硬化のリスクをむしろ下げると言われている。つまり、全ての炭水化物が悪者なのではなく、どんな炭水化物を食べるかで健康に関しては逆の効果があるのだ。

◉精製されると失われるもの

同じ米でも、玄米は胚乳、胚芽、ぬかの3つを含むのに対して、白米は精製された胚乳の部分だけしか残っていない。小麦粉と同様に、精米する過程で食物繊維やその他の栄養成分が取り除かれてしまう。

では小麦粉の場合はどうだろうか？　普通にス

表3－1　「白い炭水化物」と「茶色い炭水化物」

精製された「白い炭水化物」（＝健康に悪い）	精製されていない「茶色い炭水化物」（＝健康に良い）
小麦粉（パン、パスタ、ラーメン、うどん） 白米	全粒粉、大麦、オート麦、ライ麦、キヌア 玄米、雑穀類、蕎麦粉

ーパーやコンビニでパスタやパンを買うと、ほとんどの場合、精製された白い小麦粉が使われている。一方で、精製されていない茶色い小麦粉のことを全粒粉と呼ぶ。欧米では、全粒粉を使ったパン、パスタ、お菓子などが多く売られているが、日本ではまだ目にすることは少ない。小麦は胚乳、胚芽、表皮という3つからなる。通常の小麦粉は、この小麦を精製して胚乳の部分だけを取り出したものになる。色の濃い表皮が取り除かれるため、白っぽい色になる。一方で、全粒粉とは、この3つの成分を全て粉にしたもののことであり、茶色い色をしている。

精白された小麦粉から作られたパンやパスタはふわっとしていて柔らかく食べやすいのだが、この精白過程において、小麦に含まれるビタミンB、ビタミンE、食物繊維などの成分が取り除かれてしまう。

今からご紹介する研究では、白米や玄米の摂取量をグラムで

図3-3　ごはんのグラム数

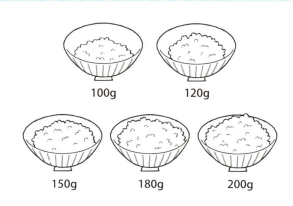

表現しているため、まずはごはん1杯がどれくらいのグラム数あるのかおおまかに理解してほしい。ごはんは茶碗に軽く盛ると1杯で約160gで、大盛りにすると200gくらいある。この図3-3を見て、自分が普段慣れ親しんでいる「ごはんお茶碗1杯」がどれくらいの量なのかイメージしてほしい。

◉「茶色い炭水化物」は死亡率を下げ、数々の病気を予防してくれる

数々の研究において、精製されていない「茶色い炭水化物」は健康に良い影響を与えると報告されている。アメリカ、英国、北欧の国々で行われた研究を統合した78万6000人のデータを用いたメタアナリシス[1]によると、1日70g

の茶色い炭水化物を摂取したグループは、茶色い炭水化物をほとんど食べないグループと比べて死亡率が22％低かった。

7つの研究を統合した別のメタアナリシス(2)によると、茶色い炭水化物の摂取量が多いグループ（1日2・5単位以上摂取）は、摂取量が少ないグループ（週に2単位未満）と比べて心筋梗塞や脳卒中といった動脈硬化によって起こる病気になるリスクが21％低かった。

茶色い炭水化物の摂取により糖尿病のリスクが下がることも複数の研究結果(3)によって明らかとなっている。玄米を多く食べる人たち（週に200g以上摂取）は、玄米をほとんど食べない人たち（摂取量が月に100g未満）と比べて糖尿病になるリスクが11％低かった(4)。この研究によると、1日50gの白米を玄米に置き換えることで糖尿病のリスクを36％下げることができると推定された。

一方で、がんに関するエビデンスは、死亡率や動脈硬化ほど強くない。50万人を5年間追跡した研究(5)によると、茶色い炭水化物の摂取は大腸がんのリスクを若干下げることが明らかになった。しかし、食物繊維の摂取量と大腸がんのリスクとの間には関係は認められなかったため、茶色い炭水化物に含まれる他の栄養素に大腸がんを予防する働きがある可能性もあるとされた。

全粒粉や蕎麦粉の含有量も重要

茶色い炭水化物の摂取はダイエットにも有効であると考えられている。アメリカで行われた研究(6)によると、茶色い炭水化物の摂取量が1日あたり40g増えるごとに、8年間での体重増加が1・1kg減ることが明らかになった。複数の研究(7)において、茶色い炭水化物の摂取量が多い人ほどBMIが小さく、腹囲が細いことも示されている。

その他にも、茶色い炭水化物には、便秘を予防する働きや、憩室炎という大腸に炎症を起こす病気を予防する効果があるとも言われている。

ここで1つ注意事項がある。スーパーやコンビニで手にした商品の中には「全粒粉」と書いてあっても実は全粒粉が少ししか含まれておらず、ほとんどが精製された小麦粉という商品がある。スーパーなどでパンやパスタを購入する時には食品のラベルを見て、大部分が全粒粉でできているのかどうかチェックする必要がある。食品のラベルに関して、原材料は、使用した重量の割合の高い順に表示されている。健康のことを考えたらできるだけ全粒粉の割合の高いものを選ぶべきだ。

蕎麦を食べるにしても、巷には小麦粉の含有量が多くて蕎麦粉が少しだけしか含まれないものもあるので注意が必要である。少ししか蕎麦粉が含まれておらず大部分は小麦粉でできている、いわば「蕎麦粉入りのうどん」を食べて健康になった気になってしまうのは危険である。十割そばや二八そばのように、できるだけ蕎麦粉の割合の高い蕎麦を選んで食べるのが好ましい。米の場合、単一の原料でない場合、ブレンド米などである旨が表示されているので、玄米だけなのか玄米と白米を混ぜたものなのかは容易に判断できるだろう。

◉白米は食べすぎなければ大丈夫なのか？

私が食事と健康の話をすると、最もよく質問されることの1つが「白米は食べすぎなければ大丈夫ですよね？」といったものである。**日本人は何事も「食べすぎなければ大丈夫」**

というあいまいな結論に持って行きたがる傾向があるが、残念ながら、日本人が大好きな白米は「少量でも体に悪い」と言っても良いだろう。エビデンスによると白米の摂取量が少なければ少ないほど糖尿病のリスクが低いことが報告されているからだ。

2012年に世界的にも権威のある英国の医学雑誌に、白米と糖尿病の関係に関する4つのコホート研究（ランダム化比較試験ではない）の結果をまとめたメタアナリシスの結果[8]が発表された。その結果、白米の摂取量が1杯（158g）増えるごとに糖尿病になるリスクが11％増える[9]とされた。

●「日本人には当てはまらない」は本当か？

こういう話をするとしばしば「日本人では違うはずだ」という話になる。それでは、日本人のエビデンスも見てみよう。上記の論文でもデータの中の1つとして用いられているが、2010年に、権威あるアメリカ栄養学会の学会誌に、国立国際医療研究センターの南里明子氏（現在の所属は福岡女子大学）らが行った日本人のデータを用いた研究[10]が掲載された。この研究によると、日本人においても白米の摂取量が多ければ多いほど糖尿病にな

図3-4　日本人における白米摂取量と5年以内に糖尿病になるリスクとの関係

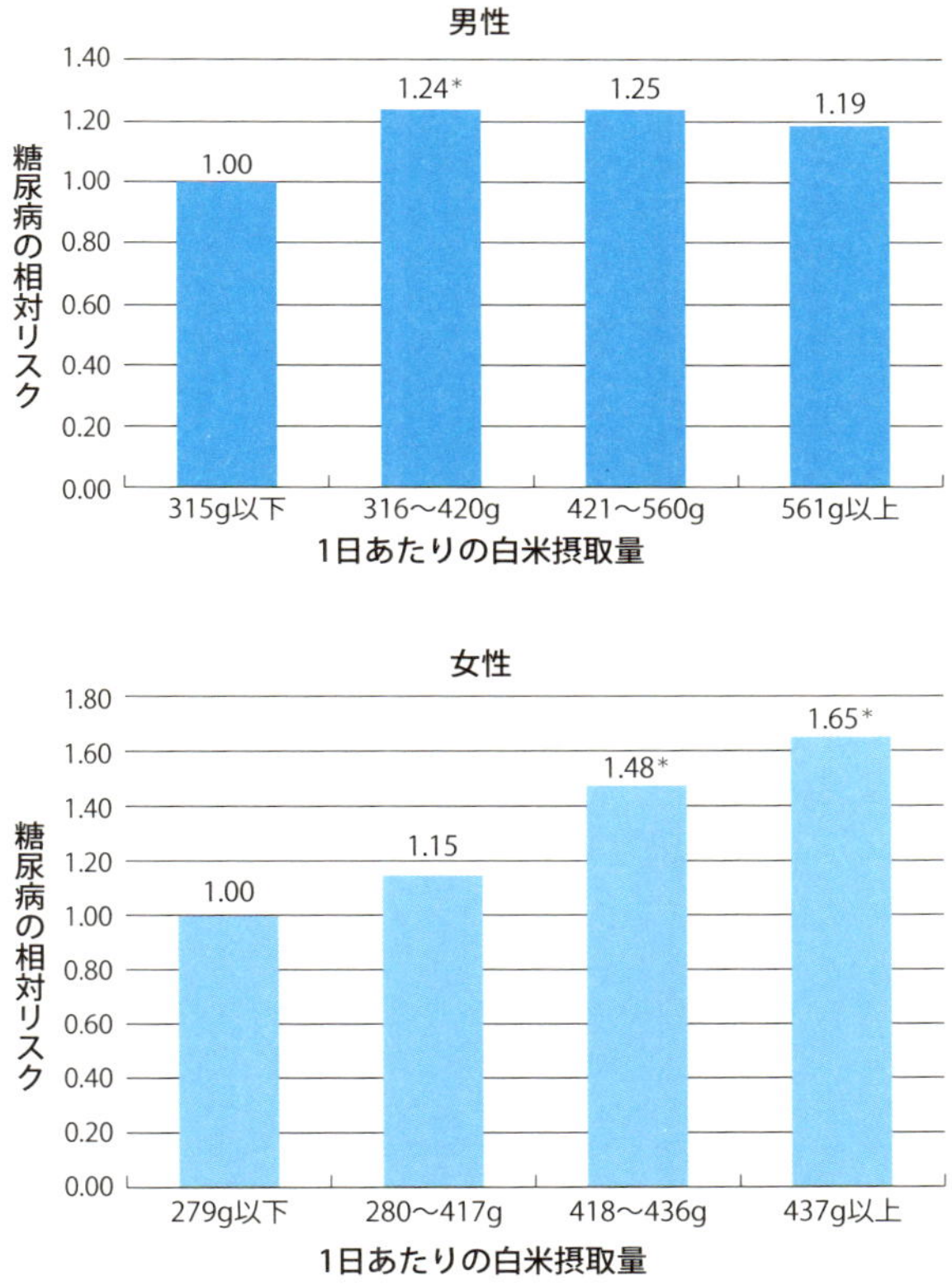

注：白米の摂取量が最も少ないグループと比べて、糖尿病のリスクが統計的に有意に高いグループには、相対リスクの横に星印（＊）を付けている。相対リスクが1.24ということは、糖尿病になるリスクが24%高いことを意味する。糖尿病のリスクは年齢、総カロリー摂取量、運動量、その他の食事、BMI等で補正されている[11]。
出典：Nanri et al.（2010）を一部改変

る可能性が高くなることが明らかになった。

論文では、男性では、白米を食べる量が（ごはん1杯160g換算で）1日2杯以下のグループと比べて、1日2〜3杯食べるグループでは5年以内に糖尿病になるリスクが24％高いことが明らかになった。その一方で、ごはんを1日2〜3杯食べる人と、3杯以上食べる人たちで糖尿病のリスクは変わらなかった。1日2杯（315g）くらいが糖尿病のリスクが上がりはじめる境界だと考えても良いだろう。

女性ではもっとシンプルな関係、つまり白米を食べる量が多ければ多いほど糖尿病のリスクが高くなるという関係が認められた。白米を1日1杯しか食べないグループに比べて（最も少ないグループの白米摂取量が男女で違うので注意が必要）、1日2杯食べるグループでは15％、3杯食べるグループでは48％、4杯食べるグループでは65％も糖尿病になるリスクが高くなることがわかった。

ただこうした解釈は、白米の摂取量の推定が正確であることを前提としたものだ。この研究は保健所を通じて参加した健常者に食事調査を行って、5年間追跡したもので、白米の摂取の調査自体に誤差（アンケートで「どれくらい食べますか」と聞かれても記憶違いや、罪悪感からちょっと少なめに報告するなどがある）を含み、さらに追跡中の食生活の変化も考えられる。したがって、「1日2杯の白米」とは、きっちりと1日2杯分の量を食べていたのか、ということは実は正確にはわからない（実際には少し少なめに報告する人が多いということが知られている）。さらには、1日1時間以上の筋肉労働や激しいスポーツをする人に関しては、統計的に有意な関係が見られなかった。これらのことを踏まえると、白米を食べる量が多い人ほど、糖尿病になってしまう確率が高くなっている傾向が確認できた、というくらいのざっくりとした理解に留めるのが無難だろう。

◉白米の量を減らして食べている分には問題ない？

この内容を説明すると次に聞かれる質問は、「白米の量を減らして食べていれば大丈夫だと思うのですが？」というものだ。皆さんの多くがこれよりも多くの白米を長い間にわたって食べており、そのままの食事だと糖尿病のリスクが高いと聞いた時に、なんとなく認めたくないという気持ちはわかる。しかし、ここでは冷徹かもしれないが、科学から何がわかっているかということをきちんと説明する。

「食べすぎ」というあいまいな表現が曲者なのだが、まず考えないといけないのはどれくらいが「食べすぎ」なのかということだ。図3－4の研究でも示したように、1日2杯の白米でも糖尿病のリスクは上がりはじめているが、昼ごはんで1杯＋夕ごはんで1杯の白米は多くの人にとって「食べすぎ」と呼べるほど多い量ではないと感じられるのではないだろうか。

◉できるだけ白米は減らすべき

ちなみに日本人の研究では一番少ないグループでも白米を男性で1日2杯、女性で1日1杯食べていた（図3－5）。今これくらい食べている人が、これ以上減らしたら糖尿病のリスクが下がるのだろうか。それともこれが下限でこれ以下の量では糖尿病のリスクは一定なのだろうか。この質問に答えるため、はじめのメタアナリシスの論文を見てみよう。実は西洋人の白米の摂取量はアジア人よりもかなり低いため、この摂取量の少ない部分のデータも見ることができる。

この図を見ていただければ、アジア人の方が西洋人よりもはるかに白米を食べていること

図3–5　白米の摂取量と糖尿病の発生率の関係

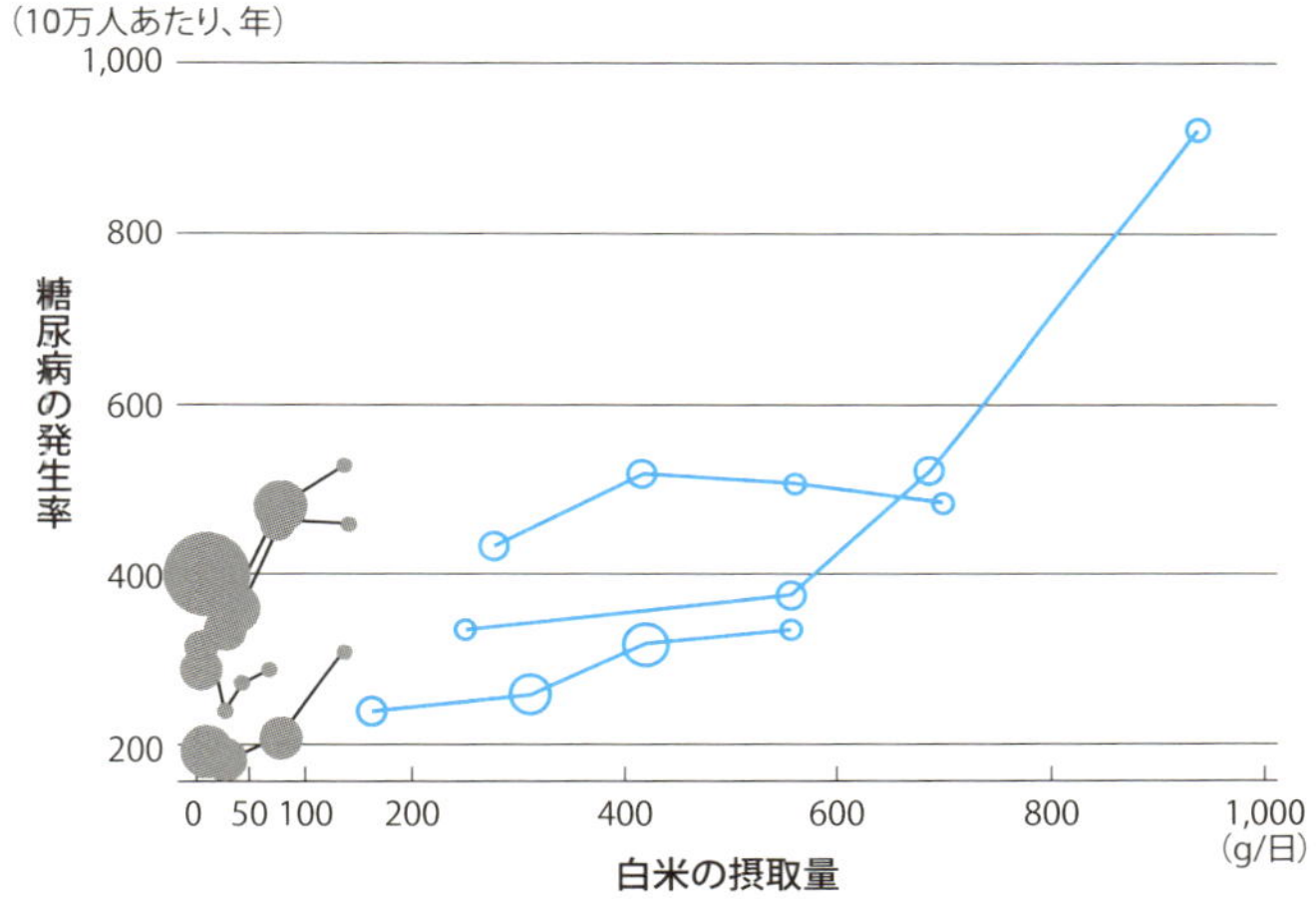

注：ブルーの丸はアジア人のデータを示し、グレーの丸は西洋人のデータを示す。
出典：Hu et al. (2012)

とがわかると思う。白米の摂取量が1日150g以下のところは西洋人のデータしかないが、この部分を見ると150g以下でも白米を食べる量が多い人ほど糖尿病のリスクが高いことがわかる。西洋人のデータだけで白米と糖尿病の関係を見ると、統計的に有意な関係ではないが、白米の摂取量が多い人ほど糖尿病のリスクは高い傾向にあるということができるだろう。

個人的には**白米の摂取量と糖尿病のリスクとの間には正の相関があるので、減らせるのだったらできるだけ少ない摂取量の方が良い**と考える。さらには糖尿病の家族歴があると糖尿病になる

図3-6　白米とがんの関係

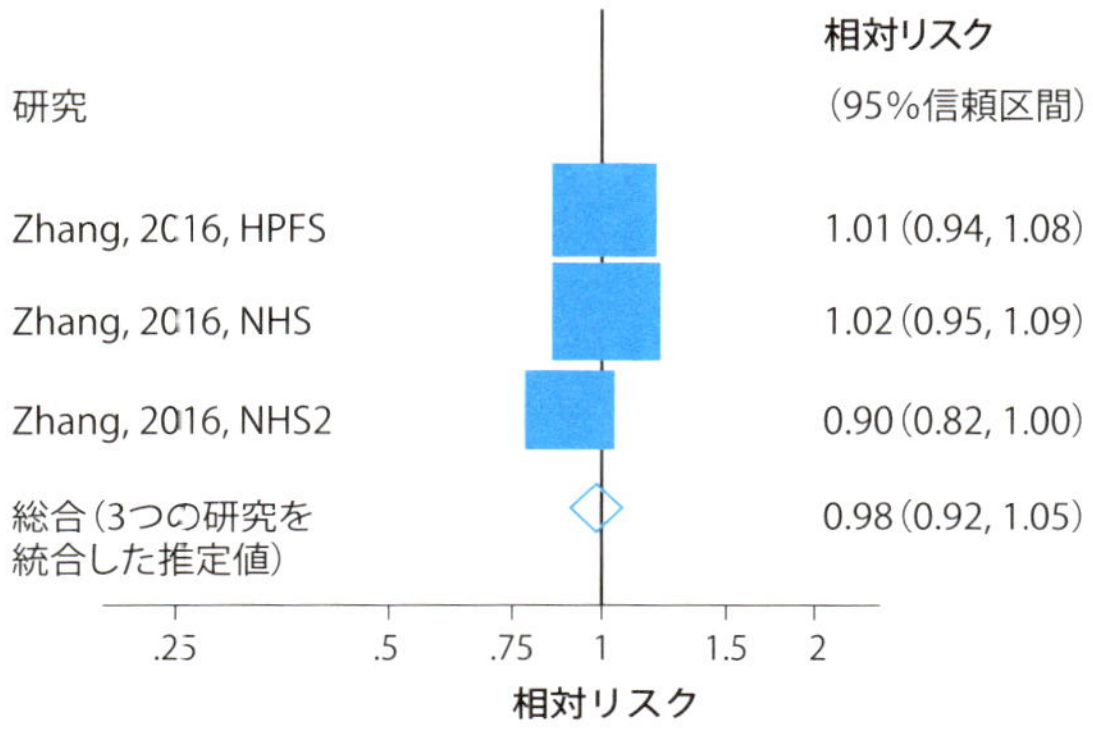

注：この図は白米の摂取量が100 g/日増えるごとに相対リスクがどれくらい増えるかを示している。ブルーの四角はその研究の対象者が多ければ多いほど大きく描かれている。1番下の行の白抜きのひし形は3つの研究を統合した結果を表す。四角やひし形が（1と書かれた）縦線よりも右側にあれば、白米を食べるとがんのリスクが上がることを、左側にあれば白米を食べるとがんのリスクが下がることを意味する。ひし形が縦線とかぶっているため、白米とがんとの間には関係はないと解釈することができる。
出典：Aune et al. (2016)

確率はさらに高くなるので、少しでもリスクを下げるためにもできるだけ白米を含む白い炭水化物は減らした方が良いだろう。どうしても白米を食べたい人は、毎日1時間以上の激しい運動をすることで、糖尿病のリスクを上昇させずに済むかもしれない。

●白米とがんの関係

2016年に英国医師会雑誌に報告されたメタアナリシス研究⑫がある。メインの研究では雑穀類の摂取量と心筋梗塞やがんとの関係を見ていたのだが、その中でサブ解析として白米の摂取量とがんとの関係が検証されている。その論文からの図を示す（図3－6）。米の摂取量とがんとの間には統計的に有意な関係は認められなかった。つまり、白米の食べすぎは糖尿病のリスクを上げるものの、がんのリスクを上げることはないと考えられる。

◉米の摂取量を減らしたらお腹が空いてしまう？

炭水化物の摂取を減らすために、ただ単に食事の量を減らすことはおすすめできない。多くのダイエットが成功しないのと同様に、お腹が空いていてもがまんしているのは拷問に近く、理性によってコントロールすることが難しいからだ。そのため、食事の種類を「置き換える」ことを推奨する。

そこで筆者がおすすめしたいのは、**白米が「主食」であるというマインドセットを変える**という方法だ。主食は白米であると思うからどうしても量を食べてしまうが、必ずしも白米が主食でなければいけないというルールはない。白米の代わりに、玄米にするというのは最もシンプルな置き換え術だろう。前述のように、白米を玄米に置き換えることで、糖尿病のリスクが下がる可能性も示唆(13)されている。アメリカでは、多くのレストランで白米と玄米を選ぶことができ、健康意識の高い人は玄米を選ぶようになってきている。

その他の方法として、お米の代わりに、大皿一杯のサラダが主食だとイメージしたらどうだろうか。魚や肉（たんぱく質）がおかず、サラダを主食にしてみる（日本は野菜が高いのがちょっと玉にきずであるが）。この食事スタイルだと白米の摂取量をコントロールすることがだいぶ楽になると思われる。

コラム

グルテンフリーは健康に良いのか？

欧米ではグルテンフリー、つまりグルテンが含まれない炭水化物に注目が集まっている。最近では、テニスのノバク・ジョコビッチ選手など、海外のアスリートたちが取り入れているということでも話題になった。アメリカで高級なスーパーに行けば、パンやパスタなどあらゆる食材のグルテンフリー版を購入することができる。レストランに行けばメニューの中にはグルテンフリーの料理を多くの場合見つけることができる。日本でもすでにグルテンフリーのカフェなどができているという。はたして食事からグルテンを減らすことで私たちは健康になれるのだろうか。

セリアック病でないなら、グルテンフリーにする必要はない

結論から先に言うと、**グルテンフリーで健康になれるというエビデンスはない。**セリアック病という珍しい病気を持っていないのなら、グルテンフリーにする健康上のメリットはないと今のところ考えられている。

グルテンフリーとは、小麦や大麦に含まれるたんぱく質の一種であるグルテンを抜いた食事のことを指す。元々はセリアック病と呼ばれる病気を持った人がグルテンを摂取すると下痢を起こすため、セリアック病の人でも食べられるように開発されたものである。セリアック病は欧米では人口の0・5〜1・0％の人が罹患しており、[1]決して珍しい病気ではない。それに比べ、日本人では罹患率0・05％[2]と、日本人にはかなりまれな病気であると考えられている。セリアック病のもっと軽い症状のものを「グルテン過敏症」や「グルテン不耐症」と呼ぶことがあるが、グルテンを食べるとお腹の張りや下痢などの症状が出ることが特徴である。

小麦の代わりに米粉やでんぷんを使ったグルテンフリー食品は、これまでセリアック病の人が対象だったが、アメリカではセリアック病がない人も「健康に良さそう」というイメージがあるという理由で好んで食べるようになっており、ビジネスの観点から新たな成長分野として注目を集めている。現に、アメリカにおいて、セリアック病がないにもかかわらずグルテンフリーにしている人はここ4年で3倍以上[3]に増えており、2013年にはアメリカ人の30％近く[4]が食事に含まれるグルテンの量を減らす努力をしていると報告されている。

これはグルテンがセリアック病の人だけでなく、正常な人においても腸管の炎症を引き起こすのではないかという仮説から来ている。確かにネズミ[5]においては、グルテンを投与することで炎症が起きたり、食事中のグルテンを制限することで糖尿病を予防することができたという報告もあるが、人間においてグルテンが健康に悪影響を及ぼすという科学的根拠はない。

ダイエット効果の根拠も乏しい

２０１７年に英国医師会雑誌に掲載された最新の研究[6]において、グルテンの摂取量と心筋梗塞の発生率の間には関係がないことが明らかになった。多くの茶色い炭水化物にはグルテンが含まれる。よって、グルテンを避けようとすると、自然に食物繊維を多く含み体に良い茶色い炭水化物の摂取量が減り、代わりに体に良くない「白い炭水化物」の摂取量が増えてしまうと考えられるため、セリアック病ではない人にはグルテンフリーの食事は推奨するべきでないとされている。またグルテンフリーにすることでダイエット効果がうたわれているがその根拠は乏しい。

世の中には、グルテンを摂取することで頭がぼーっとする、もしくはお腹がやたらと張るなどの理由でグルテンを控える人もおり、それが目的であればグルテンを減らすのも一理あるかもしれない。しかし、グルテンフリーにすることで病気が防げたり、体重が減る効果は期待できないので、「なんとなく体に良さそう」という理由だけでグルテン摂取量を減らすことはおすすめできない。一般的にグルテンフリーは通常の食材よりも高価であるが、健康という面においてはその価値はないと考えられているからである。

コラム

日本食は塩分が多い

２０１３年に日本食がユネスコ無形文化遺産に登録され、日本食の魅力が世界中に注目されている。多くの人は日本食は健康的であるというイメージを持っているが、実は日本食が本当に健康に良いというエビデンスは弱い。確かに、魚や野菜を多く摂取できるという点においては日本食は優れていると考えられるのであるが、**日本食には2つの問題点がある。（1）炭水化物が多いことと、（2）塩分摂取量が多すぎることである。**

日本人は総エネルギーのうち58%を炭水化物が占めているが[1]、この割合はアメリカ人の50%、フランス人の45%と比較しても多い。もちろん「茶色い炭水化物」であれば健康に悪くないのだが、炭水化物の大部分を玄米や蕎麦で摂取している日本人はまだそれほど多くないのではないだろうか。炭水化物の問題に関しては第３章ですでに詳しく述べているため、ここでは塩分の問題に関して説明する。

コラム図4　国別の塩分摂取量

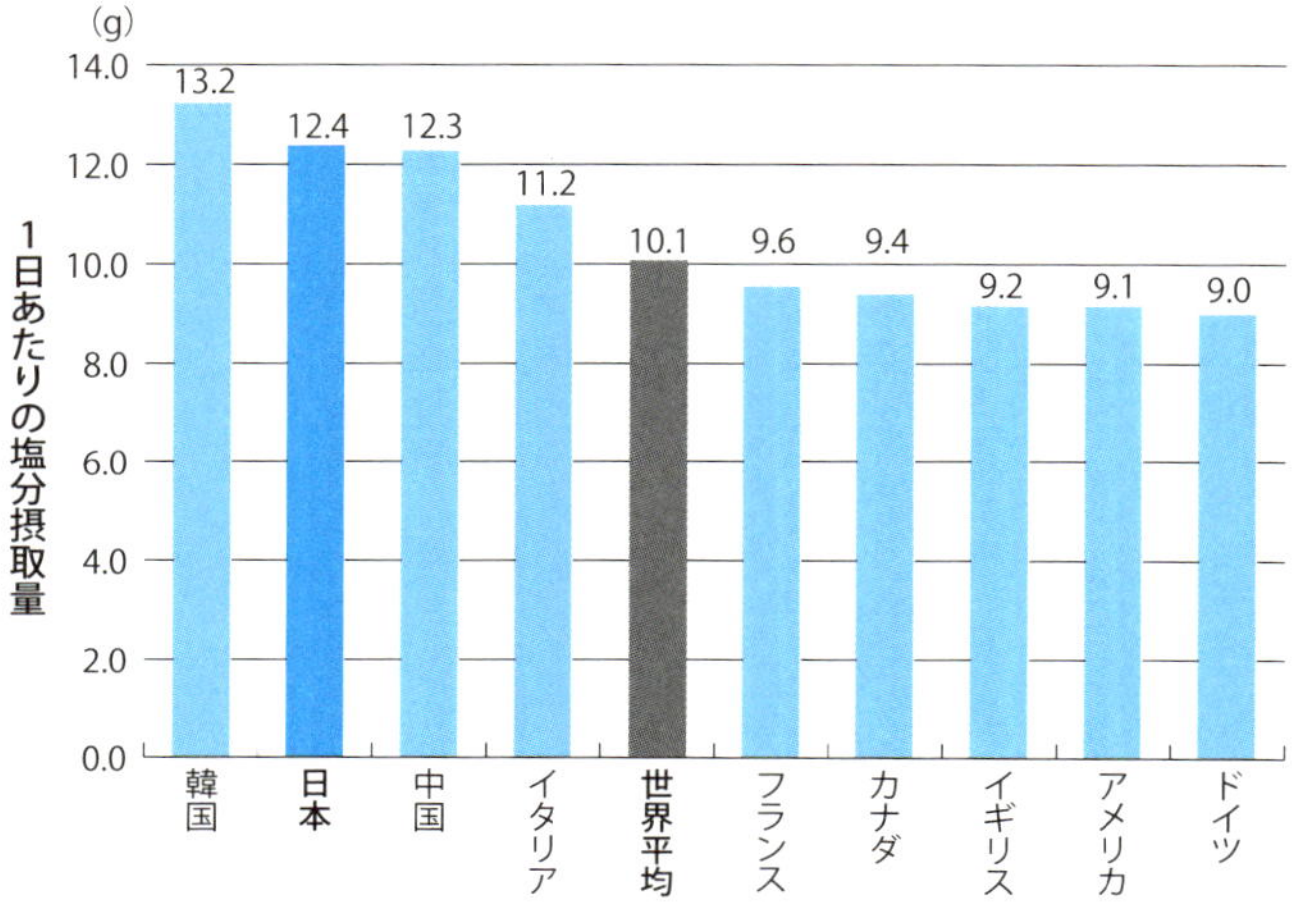

出典：Powles et al.（2013）を元に筆者作成。2010年のデータ。

日本人はアメリカ人より塩分をとっている

日本人の塩分摂取量が、ハンバーガーやピザなど「不健康な食事の代表」のような食事をしているアメリカ人の塩分摂取量よりも多いことには驚きを隠せない。2013年に世界187か国の人の食事中の塩分摂取量を比較した研究(2)によると、日本人の1日あたりの塩分摂取量は12・4g（男性で1日13・0g、女性で11・9g）であり、世界平均の10・1gやアメリカの9・1gと比べても20％以上も多かったのだ(3)。

では塩分摂取量が多いと何が問題なのだろうか。塩分の健康への影響に関して最もよく知られているのは血圧との関連である。余分な塩分は腎臓から尿中に排泄されるのだが、塩分摂取量が多すぎると腎臓で処理しきれなくなってしまい、余分な塩分が体内に蓄積されるようになる。そうすると血液の浸透圧が高くなり、人間の脳はそれを薄めようとして「のどが渇いているので水を飲め」という指令を出すようになる。これは生理的な反応であるため強い意志を持って水を飲まないということは不可能である。ちなみに、海で遭難した場合に死を早めてしまうので海水を飲んではいけないと言われているのも同じ理由（体内の塩分濃度０・９％に対して海水の塩分濃度は約３％と高いため）からである。

このような生理的な反応の結果、人は水を飲み、体の中をめぐる血液の量は多くなる。ホースで水を撒いている時に、蛇口をひねって出る水の量を増やすとホースが膨れ、ホースにかかる圧が高くなるのと同じ原理で、体をめぐる血液の量が増えると血管にかかる圧、つまり血圧が高くなってしまう。

塩分のとりすぎが引き起こす病気

高血圧は血管に常に圧がかかっている状態であるため、放置しておくと血管が少しずつダメージを受け、その結果として動脈硬化が起こり、いずれは血管が詰まって脳卒中や心筋梗塞を引き起こしてしまう。最新の研究(4)によると、日本人が死亡したり麻痺などの障害を持つことになってしまう原因の第1位が食習慣で、第2位が高血圧であった。塩分の問題が日本人にとっていかに重要な問題であるかわかってもらえると思う。

塩分の健康への悪影響を軽減するには大きく分けて2つの方法がある。(1)塩分摂取量を減らすか、(2)カリウムを多く含む食品を摂取するかである。

塩分とカリウムは逆の働きをする。塩分が血圧を上げるのに対して、カリウムには塩分の体外への排泄を助けることで、血圧を下げる効果がある。よって、カリウムを多く含む野菜や果物は血圧を下げてくれるとされている。

ある研究によると、カリウムの摂取量が最も多いグループは最も少ないグループと比べて死亡するリスクが20％も低かった[5]。塩分とカリウムの比をとると、カリウムと比べて塩分摂取量が多いグループの人は心筋梗塞によって死亡するリスクが2倍も高かったと報告されている。

1つだけ注意が必要なのは、腎臓が悪い人にとってカリウムのとりすぎは危険であるということである。血液中のカリウムが多くなって心臓の不整脈を起こすリスクがあるのだ。血圧が高い人の中には腎臓が悪い人も多いので、健康診断などで腎臓の問題を指摘されたことのある人は、食事中のカリウムの量を増やす前に、かかりつけの医師に必ず相談してほしい（腎臓病の人にとっての最適な食事に関しては後で詳しく説明する）。

心筋梗塞や脳卒中になりやすくなる

塩分摂取量が多いと血圧が高くなり、心筋梗塞や脳卒中のリスクが上昇することは複数の研究[6]より明らかになっている。また塩分摂取量を減らしてカリウム摂取量を増やすことで、心筋梗塞や脳卒中になるリスクが25%下がると報告されている。[7]そして、19個の観察研究をまとめたメタアナリシス[8]の結果でも、塩分摂取量が多い人は脳梗塞のリスクが23%高いとされている。

実は、塩分摂取で高血圧になるだけでなく、塩分は胃がんの原因となる可能性も示唆されている。[9]欧米人には大腸がんが多いのに対して、日本人や中国人に胃がんが多いのは、日本食や中華料理には塩分が多く含まれることが原因の1つであるという仮説がある。

さらには、塩分摂取量が多いことで骨粗しょう症になるという研究結果[10]もある。塩分が尿中に排せつされる時に、骨を固くするのに重要なカルシウムが一緒に捨てられてしまうためだと考えられている。

いずれにしても塩分は日本人の健康にとってとても重要な意味を持っている。日々の食事を塩分控えめにして、野菜や果物をとることで余分な塩分を体外に捨てることが肝要である。

みそ汁を薄めて飲んでもダメ

ここで日本人にしばしばある誤解について説明したい。日本人はみそ汁という塩分を多く含むスープを飲むため、みそ汁を毎日飲むのをやめたり、塩分を控えめにすることで塩分摂取量を減らすことができる。そういった説明をすると、みそ汁にお湯を入れて薄めて全量飲む人がいるが、これは全く意味がない。お湯で半分の濃さになったみそ汁を2倍飲んだら、結局体に入る塩分の量は変わらない。重要なのは「味が塩辛いかどうか」ではなく、どれだけの塩分が口から入っているかである。もちろんラーメンやうどんなどの麺類のスープに関しても同じことが言える。

同じ考え方で、みそ汁を薄味にする代わりに、濃さを変えずに量を半分にするという方法もある。量を変えずに濃さを半分に薄めても、同じ濃さで半分の量だけ飲んでも、体に入る塩分の量は同じだからである。

まずはみそ汁と漬物をやめてみる

野菜や海藻などのみそ汁の具を多くすることで、汁の量を相対的に少なくしましょうというのは昔からよく行われている指導方法であるが、こちらであれば効果的に塩分摂取量を減らすことができる。

しかし私は、塩分摂取量が多い患者さんには、まずみそ汁と漬物をやめてもらうことにしている。これらは習慣的に食べているかもしれないが、食卓に並ばないことに慣れると意外と問題ない。みそ汁や漬物に含まれる栄養の多くは、生の野菜や果物を食べれば摂取できるからである。

2

牛肉、豚肉、ソーセージやハムは健康に悪い

2015年10月、世界保健機関（WHO）の専門組織、国際がん研究機関（IARC）が、「**加工肉は発がん性があり、赤い肉はおそらく発がん性がある**」と発表した。[1]IARCは、世界中の研究結果を元に、ハム、ソーセージ、ベーコンなどの加工肉をグループ1（人に対して発がん性がある）、赤い肉をグループ2A（おそらく発がん性がある）に分類した。ちなみに「赤い肉」（赤肉と表現されることもある）と、一般的に脂の少ないという意味合いで使われる「赤身の肉」とは意味が異なる。赤い肉とは、牛肉や豚肉のように見た目が赤

表3-2　赤い肉と白い肉

赤い肉（体に悪い）	白い肉（体に悪くない）
牛肉（部位は問わない。霜降り肉、子牛の肉も含む）、豚肉、羊肉（ラム、マトン）、馬肉	鶏肉

出典：WHO（http://www.who.int/features/qa/cancer-red-meat/en/）を元に筆者作成。

表3-3　国際がん研究機関（IARC）による発がんリスク一覧

グループ1	発がん性がある	119の物質
グループ2A	おそらく発がん性がある	81の物質
グループ2B	発がん性のおそれがある	292の物質
グループ3	発がん性の有無を評価できない*	505の物質
グループ4	おそらく発がん性がない	1の物質

＊　発がん性を評価するのに十分なエビデンスがない。
出典：IARC Monographs, volumes 1-117（http://monographs.iarc.fr/ENG/Classification/）

い肉のことであり、いわゆる「霜降り肉」も含まれる。一方で、鶏肉は「白い肉」と表現され、赤い肉には含まれない。

グループ1は発がん性のエビデンスが最も強いグループであり、このグループに分類されるものには他にタバコやアスベストなどがあり、グループ2Aに分類されるものには無機鉛化合物などがある。加工肉の場合、1日あたりの摂取量が50g（ホットドッグ1本、ベーコンスライス2枚）増えるごとに、大腸がんのリスクは18％増加すると報告されている。赤い肉の場合、1日100g摂取するごとに大腸がんのリスクが17％増加するとされた。

◉日本人には当てはまらない？

このレポートは日本でも広く報道され[2]、注目を集めた。世界中の精肉業界から、反対声明が発表された。日本食肉加工協会など国内3団体も共同で「加工肉に対する信頼を揺るがしかねない」との声明を出した。もちろん関連業界は売り上げに大きな影響を与えるので反対せざるを得ないだろう。あらゆる手を使って、赤い肉や加工肉は健康に悪いものではない、という印象を与えるようなマーケティングをした。その中でも、日本人の赤い肉や加工肉の摂取量は少ないため、この結果は日本人には当てはまらないという主張をしばしば目にする。確かに日本人の摂取量は、2013年の国民健康・栄養調査で63g（赤い肉50g、加工肉13g）であり、世界でも比較的低い国に入る。でも日本人が摂取している量であったら本当に問題ないのだろうか。

まずはこれらのレポートでも話題になった大腸がんに関して簡単に説明しよう。大腸がんはその発生部位によって①直腸がんと②結腸がんの2つに分けられる。肛門に近い直腸にがんができれば直腸がんと呼ばれ、肛門から遠い結腸にがんができれば結腸がんと呼ばれる。

日本人の食事の西洋化の影響もあり、大腸がんは日本人で急激に増えているがんである。がんに罹る人の数（罹患数）で言うと、大腸がんは男性で胃がん、肺がんに次いで第3位であり、女性では乳がんに次いで第2位である。死亡率で見ると、男性では肺がん、胃がんに次いで第3位、女性ではなんと第1位である（第2位は肺がん、第3位は胃がん）。食事の影響を大きく受けることもあり、日本人にとって最も重要ながんの1つであると言っても過言ではないだろう。

図3-7　大腸がんの発生部位

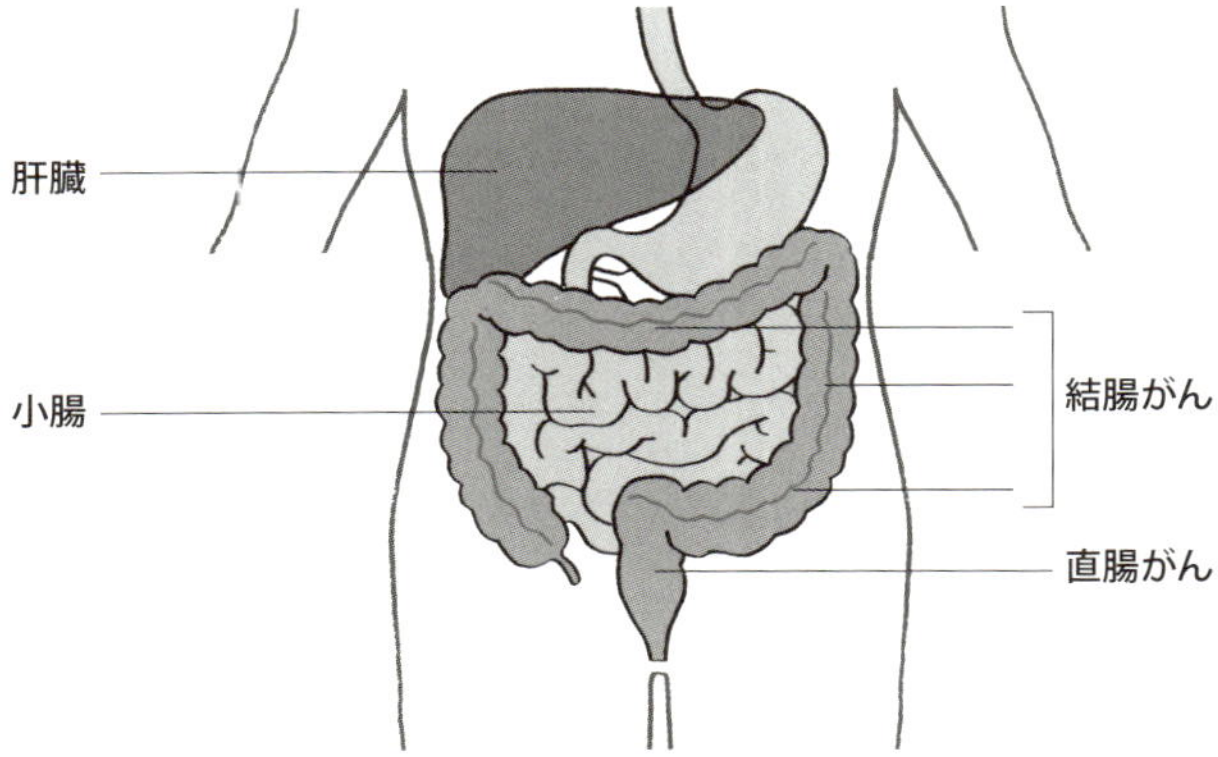

図3-8 部位別がん罹患数の推移

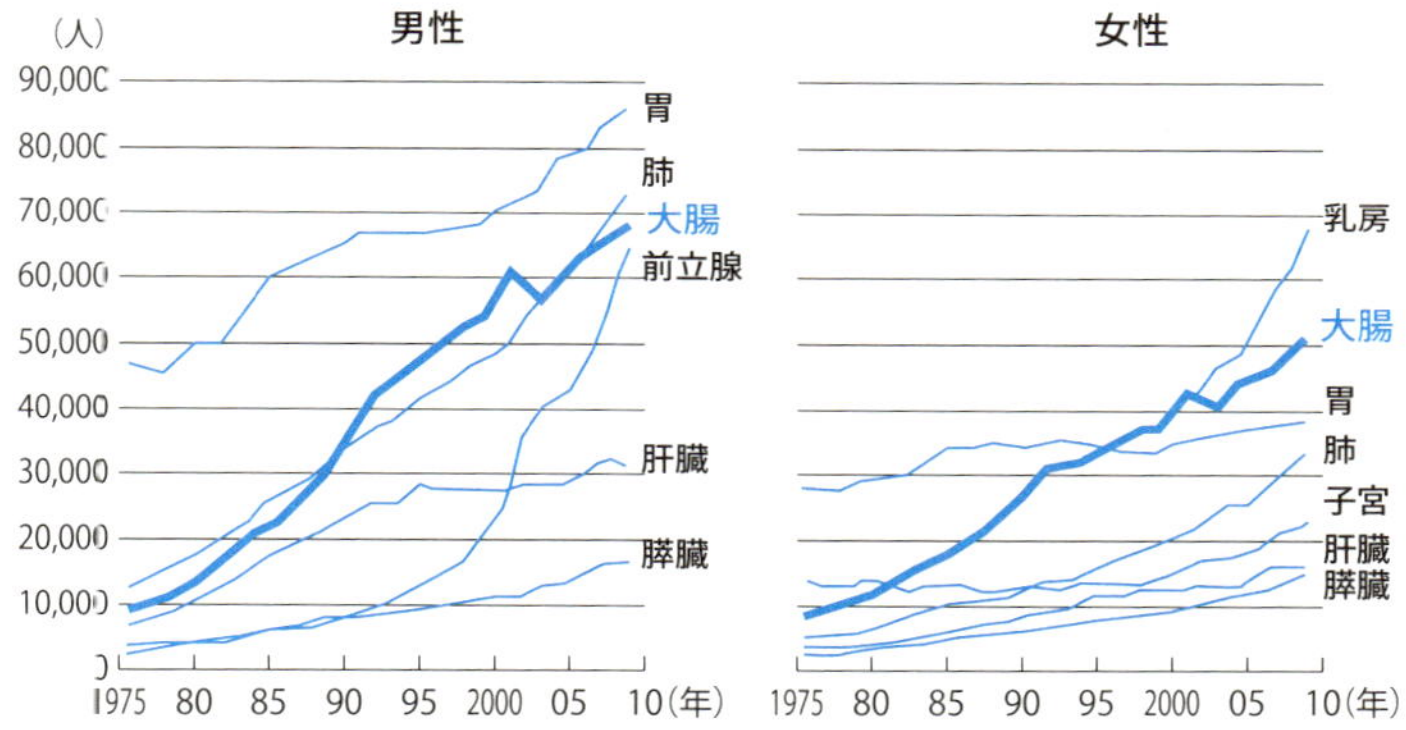

出典：独立行政法人国立がん研究センターがん対策情報センター

◉大腸がんのリスクが高くなる

国立がんセンターの研究者が行った日本人を対象にした研究[3]がある。岩手から沖縄まで広い地域に住む45～74歳の約8万人を8～11年間追跡したものである。その結果、赤い肉や加工肉の摂取量が多くなるほど、大腸がんのリスクが高くなる傾向が認められた。

大腸がんを結腸がんと直腸がんに分けて見てみると、結腸がんで赤い肉や加工肉の影響が認められた。赤い肉の摂取量に応じて5つのグループに分けると、女性においては、摂取量が一番多いグループは一番少ないグループと比べて結腸がんのリスクが48％高かった[4]。

図3-9　日本人における赤い肉と加工肉の摂取量と大腸がんとの関係

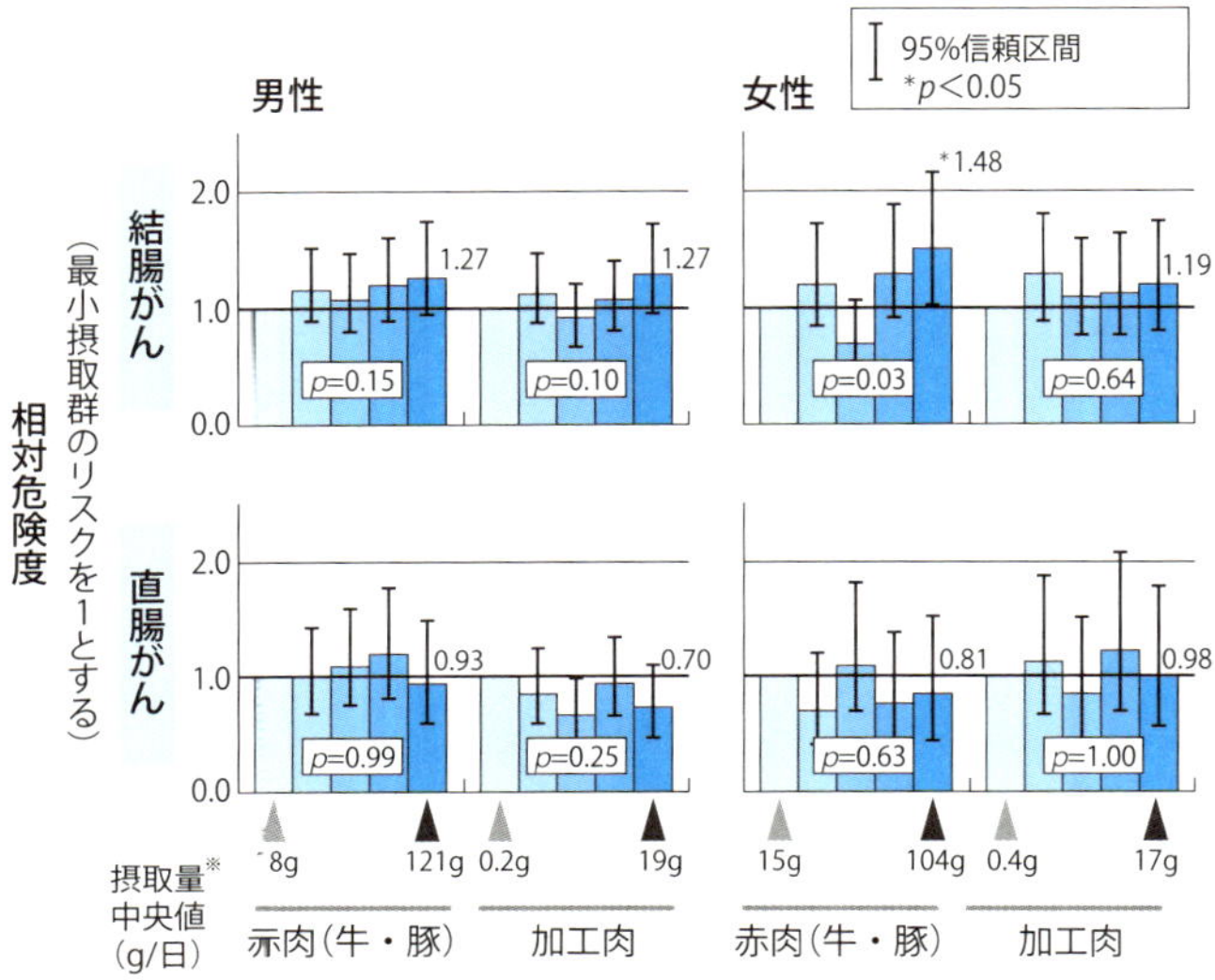

※対象者の一部において実施されたより直接的な食事記録調査による成績と対比した成績にもとづいて、実際の摂取量に近似の値を求め、摂取量として便宜的に示している。

注：図中のpの値が0.05未満であることは、摂取量が多いほどがんのリスクが高い「傾向にある」ことを意味する。図中の＊は最小摂取群と比べて統計的に有意リスクが高いことを意味する。この研究で用いられている食物摂取頻度アンケート調査は、実際の摂取量を正確に推定するのは難しいのが実情であるため、摂取量は、あくまでも参考値として理解する必要がある。
出典：Takachi et al.（2011）を一部改変。

男性においては統計的に有意ではなかったものの、やはり赤い肉の摂取量が多いほど結腸がんのリスクが上がる傾向[5]が認められた。

◉ソーセージやハムも死亡率を高める

加工肉に関しては、５つのグループに分けた解析では統計的に有意な結果は得られなかった。しかし、より細かく10個のグループに分けて解析してみると、男性においては最も摂取量が多いグループで37％[6]結腸がんのリスクが高くなり、統計的に有意な結果であった。女性では統計的に有意な結果は得られなかったものの、やはり結腸がんのリスクが高くなる傾向[7]が認められた。

◉脳卒中や心筋梗塞のリスクも上昇

赤い肉や加工肉とその他の健康の関係はどうなのだろうか。世界に目を向けると数多くの研究が実施されている。９つの論文を統合したメタアナリシス[8]によると、加工肉の摂取量が多くなるほど、全死亡率、脳卒中や心筋梗塞など動脈硬化による死亡率、がんによる

死亡率がいずれも上昇することが明らかになっている。[9]

脳卒中に関してはどうだろうか。5つの論文をまとめたメタアナリシス[10]によると、加工肉の摂取量が1日あたり50g増えるごとに脳卒中を起こすリスクが13％増加[11]し、赤い肉の摂取量が1日あたり100〜120g増えるごとに脳卒中のリスクが11％上がる[12]ことが明らかとなっている。

まとめると、日本人においても牛肉や豚肉などの赤い肉や、ハムやソーセージなどの加工肉は、大腸がんのリスクを上げるだけでなく、脳卒中や死亡率の上昇にもつながる体に悪い食品であると考えられる。現時点では、この2つを比較すると、加工肉の方が健康に悪いと言うことができるだろう。普段の食事では、できるだけ赤い肉や加工肉の量を減らして、代わりに魚（健康へのメリットあり）や鶏肉[13]を摂取することをおすすめする。

コラム

卵は「1週間に6個まで」

最近日本語の記事で、以前まで信じられていた「卵は1日1つまで」に制限するべきだというアドバイスは正しくないといった内容のものが散見される。例えば、2016年5月12日の日経Goodayには「卵1日1個はウソ？　コレステロールのホントのところ　コレステロールの摂取目標量が撤廃されたワケ」という刺激的なタイトルの記事[1]が掲載されている。これは大いに誤解を生む可能性があるタイトルでもあるので、このコラムでは卵と健康の関係に関してはっきりさせておきたい。

この記事のきっかけになったのは、厚生労働省が5年ごとに発表する「日本人の食事摂取基準」の2015年版において、コレステロールの摂取基準（目標量）がなくなったことである。血液中の悪玉コレステロール（LDLコレステロール）が高いと心筋梗塞や脳卒中を起こすリスクが高くなることは前から知られている。以前までは、食事中のコレステロールの摂取量が多いと血液中のコレステロールも高くなると考えられていたため、食事中のコレステロールを制限するためにコレステロールを多く含む卵は食べすぎないようにするべきだと言われていた。しかしながら、その後の研究[2]において、食事中のコレステロールの量と、血液中の悪玉コレステロールの値の間には弱い相関しかないことが明らかになった。このような理由から食事中のコレステロールの量の目標値が外されることとなった。

卵を1日1個以上食べるリスク

しかし注意が必要なのは、これは卵をたくさん食べても大丈夫ということを意味しないということである。「食事中のコレステロールの量と、血中コレステロール値の間に相関がない」ことと、「コレステロールを多く含む食事をしても健康に悪影響がない」ことは全くの別問題であるからである。実際に、2013年に発表された16個の研究をまとめたメタアナリシス[3]によると、卵と健康の関係に関しては以下のようなことがわかっている。

- **卵を1日1個以上食べるグループは、ほとんど卵を食べない（1週間に1個未満）グループと比べると、2型糖尿病を発症するリスクが42％高い[4]。**

・卵の摂取量と、心筋梗塞、脳卒中、およびこれらによる死亡との間には有意な関係はない。

・しかし、糖尿病患者に限って解析を行うと、卵を1日1個以上食べるグループは、ほとんど卵を食べないグループと比べると、心筋梗塞や脳卒中によって死亡するリスクが69％高い(5)。

2008年に発表された別の研究(6)においても、卵を1週間に1個未満しか食べない人たちと比べて、卵を1日1個食べる人たちでは28％(7)、1日2個以上食べる人たちでは64％(8)も心不全を起こすリスクが高いことが明らかになっている。この研究では、卵の摂取量が1週間に6個までであれば心不全のリスクは上昇していなかった。

コレステロール値より病気を防ぐことが大事

この本でも繰り返し書いているように、健康的な食事をする目的は、血液検査のデータを良くすることではなく、病気を防ぐことである。新聞やテレビでもやたらと血液検査のデータを良くするための健康情報を目にするが、そういったものに惑わされてはいけない。そういったものの中には、血液検査のデータは良くするものの、病気のリスクを逆に上げてしまうものもある。それでは本末転倒である。

確かに卵を食べても血中の悪玉コレステロール値は上がらないかもしれない。しかし、卵の摂取量が多い人ほど、糖尿病や心不全のリスクが高く、糖尿病患者については心筋梗塞や脳梗塞などの病気のリスクが高いことが報告されている。**卵はあまり食べない方が良く、食べるとしても1週間に6個までに抑えることが健康にとってはベストである**と私は考えている。

ちなみに、卵の殻の色と栄養とは何の関係もない。ニワトリの種類が違うだけであり、白い卵でも茶色い卵でも栄養価の面では気にする必要はない。黄身の色もニワトリが何を食べているかで決まるだけであるので、栄養とは関係がない。具体的には、パプリカなどをニワトリに食べさせると黄身が濃いオレンジ色になることが知られている。テレビなどで黄身が真っ黄色の卵を見て、「新鮮な証拠ですね！」というコメントをしているレポーターもいるが、必ずしもそういったわけではないのである。

コラム

「カロリーゼロ」は健康への悪影響も「ゼロ」？

砂糖は白い炭水化物と同様に健康に悪影響を与えるのでできるだけ控えた方が良いことにはもはや議論の余地はない。そして欧米では、多くの人が糖分をコーラやスプライトのような加糖飲料から摂取していることが問題になっている（ちなみに、オレンジジュースやリンゴジュースなど一見すると健康的に思える果物のジュースも、加糖飲料と同様に体に悪いことがわかっているので注意が必要であることは前述のとおりである）。ダイエットや健康ブームの影響もあり、多くの人が加糖飲料からダイエットコーラやダイエットスプライトなどの、いわゆる「ダイエット飲料」に乗り換えている。しかし、これらダイエット飲料は本当に健康に悪影響がないのだろうか。

一般的に、ダイエット飲料とは、甘味があってもカロリーが非常に低い清涼飲料のことを指す。砂糖の代わりに、アスパルテームやスクラロースなどのカロリーのない人工甘味料を使用している。アスパルテームは砂糖の180倍、スクラロースは砂糖の600倍も甘い甘味料である。コンビニに行けばありとあらゆる飲み物の「ダイエット版」を見つけることができる。

有害だとする研究結果も

ダイエット飲料に用いられている人工甘味料が体に悪いのかに関しては、科学の世界では実はまだ結論は出ていない。健康に有害であるという研究がある一方で、健康への悪影響はないという研究結果もある（もちろん人工甘味料が健康に良いという研究結果はない）。

２０１４年に行われたメタアナリシス[1]によると、観察研究においては人工甘味料の摂取量と体重やＢＭＩとの間に関連は認めなかったが、ランダム化比較試験の結果では糖分を人工甘味料に置き換えることで減量できるとされた。第１章でも説明したように、ランダム化比較試験の方が質の高い研究になるので、糖分を人工甘味料に置き換える食生活は減量に関しては有効であると考えてよいだろう。

一方で、２０１７年に行われた最新の研究[2]によると、ダイエット飲料の摂取によって脳卒中や認知症になるリスクが上がることが示唆されている。脳卒中のリスクも、認知症になるリスクのいずれも、ダイエット飲料を飲まない人と比べて、ダイエット飲料を1日1回飲む人で約3倍も高かった。

しかし、この研究結果は実は因果関係はないのではないかと議論(3)が行われている。例えば、肥満があったり心臓の病気があって、医師から糖分が入った甘い飲み物を飲まないように指導されている人は、ダイエット飲料に乗り換えることがしばしばある。そうすると、一見するとダイエット飲料を飲んでいる人ほど病気になるように見えるが、実は病気のリスクを抱えている人ほどダイエット飲料を飲んでいる(ダイエット飲料に乗り換えている)という可能性も否定できないのである。つまり、ダイエット飲料を飲んでいるから病気になっているのではなく、病気になったから甘い飲み物からダイエット飲料に乗り換えた人たちの影響を見ているだけかもしれないのである。

さらには、ダイエット飲料を飲む人は、その他の生活習慣の面でも、これらを一切飲まない人と違うということもイメージできると思う。皆さんの周りの人たちを見てみても、そもそもダイエット飲料を飲む人と飲まない人(代わりにお茶や水を飲む人を含む）は様々な面で異なるだろう。例えば、ダイエット飲料を飲む人と飲まない人を比較すると、飲む人は脂っこいものや白い炭水化物を好む傾向がある。もちろんカロリー摂取量などデータのある範囲では補正して解析しているものの、全ての違いを補正できるわけではないので、ダイエット飲料を飲む人の「その他の生活習慣」が病気の本当の原因である可能性もある。

できるだけ避けたいカロリーゼロ

人工甘味料はものすごく甘いにもかかわらず、血糖値が上がらない。人間の脳からすると、すごく甘いものを食べて血糖値が上がると思ったら上がらないので、脳が混乱するという説もある。そのため、その後に実際に血糖値が上がるようなものを食べたくなったり、なかなか満腹感が得られない状態になってしまうという仮説も提唱されている。その場合、人工甘味料そのものは体に害がなくても、それによって惹起される脳の混乱とそれによる食習慣が長期的に健康に悪影響を及ぼしてしまうかもしれない。さらには、人工甘味料によって腸内細菌が悪く変化してしまうという説もある。[4]

ダイエット飲料や人工甘味料の健康への影響に関しては、あまりよくわかっていないというのが現状であり、さらなる研究が待たれる。もちろん普通の炭酸飲料とダイエットの炭酸飲料であれば、後者の方が健康への害は少ないと考えられるものの、人工甘味料にも害がある可能性が示唆されているので、もし飲まなくても大丈夫なら飲まない方が良いだろう。どうしても飲みたい人にとっては、**「カロリーゼロだから大丈夫」と過信するのではなく、体への悪影響の可能性が否定できていないので、できるだけ控えめに飲むことをおすすめする。**

特別編

病気の人、子ども、妊婦にとっての「究極の食事」

ここまでは健康的な人にとっての体に良い食事に関して説明してきた。しかし、全ての人が同じ食事をしていれば健康を維持できるわけではない。読者の中には、この本で説明されていることと、自分のかかりつけの医師がすすめる食事とが違うことにとまどっている人もいるかもしれない。病気の人、子ども、妊婦などにとっての最適な食事は、今までご紹介した健康な成人にとっての最適な食事とは違う点がある。これらの人たちにとって健康的な食事に関するエビデンスは残念ながら弱いものであるが、わかっている範囲で説明したい。

◉糖尿病の人にとっての「究極の食事」

糖尿病の患者さんにとって一番重要なのは、血糖のコントロールである。そして、**血糖値にとって大敵なのは、白い炭水化物と糖分である。実は、ステーキなどの肉を食べても血糖値はほとんど上がらない。**一方で、白い炭水化物や糖分を摂取すると血糖値は急激に上昇し、糖尿病を悪化させる。よって、糖尿病患者さんが白い炭水化物や糖分を制限するのは理にかなっている。実際に、10個のランダム化比較試験をまとめたメタアナリシス[1]によると、糖尿病患者さんにおいては炭水化物の摂取量を少なくするほど血糖値が良好になることが明らかになっている。

しかし、ここで問題になるのは、白い炭水化物・糖分の代わりに何を食べるか、である。白米の量だけを減らしたら血糖値のコントロールは良くなるかもしれないが、お腹が空いていずれリバウンドが起きてしまう可能性があるので、何かを代わりに食べる必要があるだろう。繰り返しになるが、炭水化物、糖質さえがまんすればステーキでも何でも食べてよい、という指導をしている人たちがいるようだが、それは間違いである。

赤い肉や脂質をたくさん摂取したら、血糖値は下がるかもしれないが、（この本ですでに説明したように）心筋梗塞や大腸がんなどのリスクが高まってしまう。糖尿病患者さんの治療の目的は、血糖値というデータを直すことではなく、糖尿病によって起こる脳梗塞や腎臓病を防ぐことにある。単に「数字合わせ」で血糖値のデータを良好に保っても意味がない。

糖尿病の人が、白い炭水化物・糖分の代わりに食べるべきなのは、やはり「究極の食事」だろう。糖尿病の人は腎臓が悪くない限り、白い炭水化物以外には制限しないといけない食品はない。よって、白い炭水化物を減らす代わりに、①野菜と果物、②魚、③茶色い炭水化物（雑穀類）、④オリーブオイル、⑤ナッツ類の摂取量を増やすべきである。現実的に白い炭水化物の代わりになるのは、「茶色い炭水化物」だろう。

茶色い炭水化物は食物繊維が多く含まれるため、たとえ炭水化物であっても血糖値はあまり上昇せずに、逆に脳卒中やがんを予防してくれる効果がある。白米を食べる代わりに玄米を、うどんやラーメンを食べる代わりに蕎麦（ここでは蕎麦粉の割合の高い十割蕎麦や二八蕎麦にすることが重要）を食べる。これだけで血糖値のコントロールが良くなるだけでなく、長期的に脳卒中やがんのリスクが下がることが期待できる。

もしくは、白い炭水化物を山盛りの野菜で置き換えるというのも良い。主食として、ごはんを1杯食べるのではなく、その代わりに大盛1杯のサラダボールを食べれば、それなりにお腹は膨れることだろう。

糖尿病が悪化すると腎臓が悪くなることには注意が必要だ。腎臓が悪くなってしまうと、カリウム制限、たんぱく制限などが必要になるため、「糖尿病の食事」から「腎臓病の食事」（詳しくは後述する）に切り替える必要が出てくる。特に、「糖尿病だけど腎臓は悪くない」状態の時には野菜や果物を積極的に摂取することが推奨されるものの、腎臓が悪くなってきたら（腎臓病は自覚症状が乏しく、患者さん本人にはわからないことが多いので、定期的に医師に確認・相談してほしい）血中のカリウムが高くならないように、野菜や果物の摂取量はグッと減らすといった具合に、食事の切り替えをしなくてはならないので注意してほしい。

◉高血圧の人は塩分を控えるべし

血圧が高い人にとっては塩分が大敵だ。「究極の食事」を摂取しながら、できるだけ塩分の摂取量は抑えるようにする必要がある。塩分の少ない食事は最初は味気なく感じるかもしれないが、味覚が慣れてきたらおいしく感じられるようになる。家庭で料理する人は、塩分を減らす代わりに、ダシを強めにしたり、レモンやシソなど香りの強いものを合わせることで、塩気の少ない食事でもおいしく食べられるだろう。コショウやトウガラシなどの辛みの強い食材も塩気の代わりになってくれる。塩分以外の方法で舌に刺激を与えることが、苦労なく塩分制限を進める秘訣である。

しばしば外食する人には塩分のコントロールは難しい。レストランで食べる食事には一般的に多くの塩分が含まれる。たとえ自宅で塩分少なめの薄味に慣れたとしても、外食するとたんに濃い味に慣れてしまう。そうすると自宅の味付けが物足りなくなってしまう。どうしても外食しないといけない人は、できるだけ薄味のメニューを選ぶことが重要になってくる。

高血圧も長期的には腎臓病を引き起こす。腎臓が悪くなってきたことがわかったら、塩分控えめでカリウムが多めの「高血圧の食事」から、塩分だけでなくカリウム（野菜や果物）も控える「腎臓病の食事」に切り替える必要が出てくる。

◉腎臓病の人にとってはカリウム、たんぱく質、塩分が大敵

慢性腎臓病を持った人にとっての「体に良い食事」は、健康な人にとって最良の食事とは異なる。腎臓とは、腰の下の方の背中側に2つある臓器であり、尿を作っている。腎臓は血液をろ過することで、体の中で作られ血液中にたまってくる老廃物や不要な物質を尿の中に捨てている。よって、糖尿病や高血圧によって腎臓の機能が落ちると、体の中に老廃物が蓄積してしまい色々と不都合を起こすようになる。慢性腎臓病とは、この腎臓という臓器の機能が落ちている状態のことである。

そして腎臓の機能があまりに落ちてしまうと、人工透析器という機械を使って、血液を一度体外に取り出して、きれいにしてから再び体に戻すことが必要となる。この人工透析は、通常週3回、1回4～5時間かけて血液をきれいにする必要がある大変な治療である。

もしくは、腎臓移植といって、他の人の腎臓を移植することで、尿を作って再び血液をきれいにする機能を取り戻すこともある。腎臓病の問題点は、尿の中に捨てるべきものが体の中に残ってしまうということである。そのため、健康な時と同じ食事をしていると、健康だったら体内に蓄積しないものが、体にたまっていってしまい、それが不都合を起こしてしまうのである。

腎臓病が進行し、腎機能が低下した人にとって最も危険なものとして、カリウムというミネラルがある。野菜や果物に多く含まれ、健康な人であればカリウムを摂取すると、塩分の体外への排出が促進され、血圧を下げる効果などがあるとされている。健康な人であれば、とりすぎたカリウムは尿から体外へ排泄される。しかし、腎臓の機能が落ちている人（腎臓の機能が正常の20％以下になってしまった人）ではそれができず、血液中のカリウム濃度が高くなりすぎてしまう。

心臓はリズム良く血液を体の隅々まで送り届ける役割をしている重要な臓器であるが、血液中のカリウムの濃度が高くなるとこの心臓のリズムをつかさどるところが不具合を起こし、不整脈を起こしてしまう。血中のカリウムが高いことで起こる不整脈は、「心室細動」と呼ばれる不整脈の中でも最も重篤なもので、それこそ命に関わるものである。特に透析中の患者さんにとっては命に関わるため、野菜や果物はできるだけ食べないように厳重に指導されているはずだ（もしそのような指導をされていないのならば、担当医に一度カリウムに関して質問してみてほしい）。また、慢性腎臓病を持っている人もカリウムの値が高くなりやすいので、野菜や果物をどこまで摂取して良いのか、担当医に相談してほしい。

腎臓病の患者さんは、たんぱく質も体に悪影響を及ぼす。慢性腎臓病の患者さんがたんぱく質をとりすぎると、（たんぱく質が代謝された結果生じる）「尿毒素」と呼ばれる毒素などが体に蓄積し、頭がぼーっとしたりだるく感じたりする。そのため、慢性腎臓病の患者さんはたんぱく質を少なめに制限する。透析患者さんの場合、たんぱく質をたくさんとると、たんぱく質を分解することで出てくるリンというミネラルも体に蓄積されてしまう。透析の機械はリンを十分に取り除くことができないからである。そして、リンが慢性的に蓄積していると、動脈硬化を引き起こす。リンは、無機リンという形で食品の保存料（コンビニの弁当やおにぎりにも含まれる）やコーラなどの炭酸飲料にも多く含まれるので、これらもできるだけ摂取しないようにする必要がある。

最後に、腎臓病の患者さんにとっては塩分も大敵である。透析では、体に余分な水分や塩分も取り除くが、塩分の摂取量が多すぎると、1回の透析で取りきれなかったり、透析中に血圧低下を引き起こしてしまう。透析中に血圧低下を起こす頻度の高い患者さんほど脳卒中などのリスクが高いことが知られている。**塩分の摂取量が多いと血圧が高くなり、脳卒中や心筋梗塞のリスクも上がってしまう。**

◉高齢者はほどほどに肉を食べるべし

高齢者にとって最善の食事とはどのようなものなのかに関しては、残念ながらエビデンスは十分ではない。しかし、糖尿病患者の血糖値のコントロールなどに関して、**最近では高齢者はもっとゆるめのコントロールの方がむしろ長生きできるのではないかという研究結果が集まってきている。おそらく同様のことが普段の食事でも言うことができると思われる。**つまり、中高年の時には白い炭水化物や赤身の肉など、病気になるリスクを上げる食事を控えた方が良いものの、高齢になって食欲が落ちてきたら、そのような食事制限はゆるめた方が良いと考えられる。

高齢になっても食欲がある人は、糖尿病や腎臓病などの病気がない健康人である限りは、その人が食べたいものを食べてもらって良いだろう。逆に、食が細くてあまり量を食べない高齢者は、炭水化物でも赤身の肉でも良いので、ある程度カロリーの高いものを食べた方が良いという説もある。

これは、食事を制限し過ぎて低栄養になってしまうことのデメリットの方が、食事制限によって得られるメリットよりも大きいという考え方から来ている。特に小柄でやせている女性の高齢者は、骨粗しょう症があることも多く、転倒して寝たきりになってしまうリスクが高い。寝たきりは身体が動かなくなってしまうだけでなく、体力が落ちて肺炎になったり、認知症になってしまったりする、命に関わる重篤な病態である。食事量が減ったら筋肉量も減ってしまい、ますます転倒のリスクが高まる。

よって細かい食事制限を考えずに、食べられるものを食べられるだけ多く食べてもらった方が、筋肉も維持でき、転倒のリスクを下げることができると考えられている。実際に、日本人の高齢者においては肉をほどほどに食べた方が転倒骨折のリスクが少ないという研究結果もある。(2)

血圧が高い高齢者はどうしたら良いだろうか？　実は以前までは、高齢者に関しては血圧もそれほど厳密にコントロールする必要はないと考えられていた。しかし、2015年に発表されたランダム化比較試験の結果、75歳以上の高齢者に関しても血圧をきちんとコントロールすることで心筋梗塞や脳梗塞などの病気を予防する効果があることが明らかになった。(3)よって、血圧が高い高齢者は、塩分を控えめにした方が良いだろう。

●子どもの成長にとって良い食事

残念ながら子どもにおける健康的な食事に関するエビデンスも少ない。基本的なスタンスとしては大人と同じ食事で良いのだが、成長期であったり、とても活動量が多い場合にはカロリー不足になってしまう可能性がある。太っていないのであれば、食欲に合わせて食事の絶対量を増やすことは問題ないと思われる。

ただし、その場合も、甘いお菓子やジュースなどの、栄養のない不健康な食品（英語で「空っぽのカロリー〔Empty calorie〕」と表現する）でカロリーを摂取するのではなく、魚や鶏肉などの良質なたんぱく質、加工していない野菜や果物、茶色い炭水化物など健康にとってもメリットのある食品を食べさせるようにしてほしい。

小児期は、味覚が形成される時でもある。甘いお菓子で育った子どもは、大人になっても果物よりもお菓子を好むようになってしまう可能性がある。そういった観点からも、体に良い食事を早い段階から与えておくというメリットもあるのだろう。

参考までに、アメリカのメイヨークリニックのホームページ(4)で紹介されている食事の目安を表3-4に示す。

ちなみにアメリカでは小児の肥満が社会問題化している。子どもはどうしても甘いお菓子やスナック菓子が好きなので、それを与えると容易に肥満になってしまう。小児期の肥満はその人の人生にわたって長期的に健康に悪影響を与えることがわかっている。2011年に行われた研究(5)によると、小児期に肥満だった人は、大人になってから糖尿病、高血圧、心筋梗塞、脳卒中を起こす可能性が高いだけでなく、若年死との関係も示唆されている。親の責任は重大である。

表3-4　子どもの1日の食事量の目安

	2〜3歳	4〜8歳（女）	4〜8歳（男）	9〜13歳（女）	9〜13歳（男）	14〜18歳（女）	14〜18歳（男）
カロリー（kcal）＊1	1000〜1400	1200〜1800	1200〜2000	1400〜2200	1600〜2600	1800〜2400	2000〜3200
たんぱく質＊2	20〜25 g	25〜40 g	25〜40 g	40〜55 g	40〜60 g	50〜55 g	60〜65 g
果物	1〜1.5カップ	1〜1.5カップ	1〜2カップ	1.5〜2カップ	1.5〜2カップ	1.5〜2カップ	2〜2.5カップ
野菜	1〜1.5カップ	1.5〜2.5カップ	1.5〜2.5カップ	1.5〜3カップ	2〜3.5カップ	2〜3カップ	2.5〜4カップ
雑穀類	85〜140 g	110〜170 g	110〜170 g	140〜200 g	140〜255 g	170〜225 g	170〜280 g
乳製品	2カップ	2.5カップ	2.5カップ	3カップ	3カップ	3カップ	3カップ

＊1　最適なカロリー摂取量は、成長度と活動性による。
＊2　メイヨークリニックのホームページで推奨されているたんぱく質の量は多すぎると考えられたため、たんぱく質のデータのみ、厚生労働省の「日本人の食事摂取基準」（2015年版）より引用した。
注：果物1カップはリンゴなら1個、バナナなら大きいもの1本、オレンジなら大きいもの1つ程度。野菜1カップは小皿1杯分であるが、葉野菜であれば2倍の量が必要。乳製品1カップとは、牛乳ならコップ1杯、チーズなら約40 gである。
出典：メイヨークリニックのホームページを元に筆者作成。

乳児に関しては母乳栄養のメリットがよく知られている。母乳栄養を受けた乳児は、下痢、肺炎、中耳炎などの感染症が少なく、知能上昇や糖尿病のリスク低下などの良い影響が報告(6)されている。また、母乳栄養は乳児だけでなく母親にとっても、乳がんや卵巣がんのリスクが低くなるなどのメリットがある可能性が示唆されている。

◉妊婦は野菜と魚をたくさん食べ、生ものは避けるべし

2015年3月、英国BBCに興味深い記事が掲載された。「食品と妊娠に関する俗説」と名付けられた記事(7)には、世界中で、妊娠中の女性がどのような食事をするべきかに関して、いかに根拠のない俗説が流布されているかという記事である。それによると、日本では妊娠中の女性が辛い物を食べると生まれてくる子どもが短気になると言われていると書かれていた。

ここまで突拍子もないことを信じている人はいないだろうが、体が温まる食べ物は食べた方が良くて、体を冷やす食べ物は妊娠中は避けた方が良い、くらいの話は聞いたことがある人が多いのではないだろうか。これも科学的根拠のない都市伝説である。

残念ながら妊婦にとっての良い食事に関するエビデンスは弱いのだが、現時点でわかっている範囲内で、科学的に良いと証明されているものを守った方が良いだろう。

まず何より大事なのは、果物と野菜をたっぷり食べることである。1日5単位（およそ385〜400g）は食べてほしい。これらに多く含まれる葉酸は、胎児の神経管閉塞障害のリスクを下げてくれるので必須である。特に妊娠初期に十分な葉酸をとっていることが重要であるため、妊娠可能な女性は十分な果物と野菜を摂取すると同時に、サプリメントなどで葉酸を補充しておくことが推奨される。農薬の影響が心配ならばオーガニックの野菜や果物にしても良いだろう。

たんぱく質も重要である。特に、妊娠中に魚の脂を摂取することで、生まれてくる子どものぜんそくや糖尿病のリスクが下がるという報告もある(8)。ただし、魚の種類によっては水銀が含まれるので、できるだけ水銀の少ない魚が良い。食物連鎖が上になるほど水銀は蓄積されるとされている。水銀の量が多い魚と少ない魚を表3−5に示す。

生ものはもちろん妊娠中は厳禁である。食中毒や寄生虫感染を起こす可能性があるため

表3-5　水銀の量が多い魚・少ない魚

水銀の量が多い魚	クロマグロ（本マグロ）、メカジキ、キンメダイ、メバチ（メバチマグロ）、バンドウイルカ（特に多い）、コビレゴンドウ（特に多い）、ツチクジラ、エッチュウバイガイ、マッコウクジラ
水銀の量が中等度の魚	キダイ、マカジキ、ユメカサゴ、ミナミマグロ（インドマグロ）、ヨシキリザメ、イシイルカ
水銀の量が少ない魚	キハダ、ビンナガ、メジマグロ、ツナ缶、サケ、アジ、サバ、イワシ、サンマ、タイ、ブリ、カツオ

出典：厚生労働省「これからママになるあなたへ　お魚について知っておいてほしいこと」

である。生魚だけでなく、火の十分入っていない肉、生卵や半熟卵、かびで発酵させたチーズなども同様の理由から妊娠中は避けるべきである。生野菜にはトキソプラズマと呼ばれる寄生虫（猫のふんが原因）がついていることがあるので、生野菜はしっかり洗って食べるか、火を通してから食べるようにしてほしい。また、トキソプラズマは食事からだけでなく、ガーデニングなどの土いじりでも感染するため、妊娠中は土に触れることも避けるべきだろう。

妊娠中にたんぱく質をとりすぎるのは良くないという報告もある。研究[9]によると、カロリー摂取量のうちたんぱく質の割合を控えめに25%未満にした場合、死産や胎内発育遅延のリスクが下がったという報告がある。バランスが良い食事を心がけるのが良いだろう。

妊娠中の食事に関してもっと詳しい情報が欲しい人は、世界保健機構（ＷＨＯ）のホームページ(10)（英語のみ）が参考になるだろう。

コラム

インターネットを使って正しい健康情報を入手する方法

この本では繰り返し、日本のテレビや健康に関する本で紹介されている健康に関する情報の多くが間違っていると説明している。それでは、どのようにして正しい健康情報を手に入れたら良いのだろうか。

逆説的に思われるかもしれないが、本当に健康になるための第一歩は、①テレビなどのメディアの健康情報、②本屋で売られている「健康本」（健康に関する本の多くが不正確な内容であり、本当の意味で健康になるための本ではないという意味を込めて、かぎかっこを用いて「健康本」と呼ぶ）、③日本語で書かれたインターネットの情報の3つはあまり信用しないことであると筆者は考えている。

これらは、視聴率や本の売り上げさえ上がれば良いという市場原理（経済的合理性）にのっとって作られているため、情報の正しさよりも、目新しさや意外性が最優先されている。「野菜を食べなさい」というタイトルの本を出したらおそらく全く売れないが、「健康になりたければ野菜は食べるな」という本はベストセラーになる可能性がある。本当に読者のメリットになるのは前者であるにもかかわらず、である。

残念ながら、テレビ、「健康本」、インターネットの健康情報は皆さんにとって有益な情報を届けてあげようという善意のもとで情報を提供しているのではない。健康にはみんな興味があるので、それをマーケティングのツールとして使えば高い視聴率や売り上げを達成できるだろう、というマインドセットで作られている。

もちろん全員がそうではなく善意のある著者やジャーナリストもいるが、残念ながら売れさえすれば良いという人も多い。テレビや「健康本」で紹介される健康情報に疑いの目を向けることが、健康になるために重要な第一歩である。

日本では、WELQ（ウェルク）をはじめとして健康に関する誤った情報がインターネット上にもあふれていることが社会問題化となってきている。専門家でも正しい情報を見つけ出すのに苦労するような状態であるので、医学知識のない人にはほぼ不可能と言っても良いだろう。

インターネットを用いて日本語で健康情報を入手するのであればおすすめしたいのが、国立がんセンターや厚生労働省のホームページである。特に国立がんセンターが発表する情報は秀逸なのだが、残念なことにがん以外のトピックは扱っていない。さらには、日々の食事に関して皆さんが知りたいと思っていることの多くを解決してくれないことに気づくだろう。病気やその治療法に関してはメドレーやメディカルノートという医師たちが書いている優れたホームページがあるのだが、残念ながら食事に関する情報はほとんどない[1]。

信頼できる健康情報

そこでこの問題を解決する最良の方法が、「英語を用いて検索する」ことであると筆者は考えている。**同じグーグルを使っていても、日本語（google.co.jp）で検索すると正確性の低い健康情報が多いのだが**（最近では改善されてきているが、まだまだ英語の方が質の高い情報が得られる）、**同じ内容を英語（google.com）で検索すると各段に質の高い健康情報が得られるようになる。**

もちろん、英語で検索しても個人のブログや宣伝などの間違った情報も引っかかってくるので、その中から正しいものを取捨選択しないといけない。しかし、日本語で検索するとそもそも食事に関する正しい情報を載せているサイトが皆無であることもあるので、それと比べるとはるかに信頼性の高い情報が得られるだろう。英語が得意でない方は、英語で検索した後にグーグルに翻訳してもらうのが良いだろう。

グーグルを用いて英語で健康情報を検索したら、最後にリストアップされる中から信頼できるものを選択する必要がある。**もちろん、英語で検索したからといって全てが正しい情報ではないので十分注意してほしい。**ちなみに、食事に関しては、ハーバード公衆衛生大学院（アドレスがhttps://www.hsph.harvard.eduからはじまる）、アメリカを代表する名門病院であるメイヨークリニック（アドレスがhttps://www.mayoclinic.orgからはじまる）、民間企業であるウェブエムディー（ＷｅｂＭＤ）[2]（アドレスがhttps://www.webmd.comからはじまる）あたりがよくまとまっており、わかりやすい内容である。前記よりは少し硬い文章で読みにくくなるが、世界保健機関（ＷＨＯ）[3]やその下部組織である国際がん研究機関（ＩＡＲＣ）、欧米の学会のガイドライン、国立の研究所などのホームページにも信頼できる健康情報が掲載されている。

まとめると、以下のようなプロセスを経れば、明日にでも正しい健康情報を入手することができるようになるだろう。

7つのステップで食事に関する正しい情報を入手する

ステップ1：まずは興味ある健康情報のキーワードを選ぶ（例：魚）。

ステップ2：キーワードを英訳する（例：fish）。

ステップ3：それに関する「健康情報」が必要なので、健康（health）とエビデンス（evidence）という言葉を加える。この例では、「fish health evidence」という3語になる。エビデンスという言葉を入れないと、科学的な情報にめぐり合えなくなるので注意。

ステップ4：その3つのキーワードでグーグル検索を行う。日本のグーグル（google.co.jp）ではなく、アメリカ本国のグーグル（google.com）で検索する。そうすると右下に「Google.comを使用」と表示されるので、それをクリックする。（右下にある「Google.com を使用」というタブをクリックすることでアメリカ本国のグーグルを用いて検索することができる）

ステップ 4

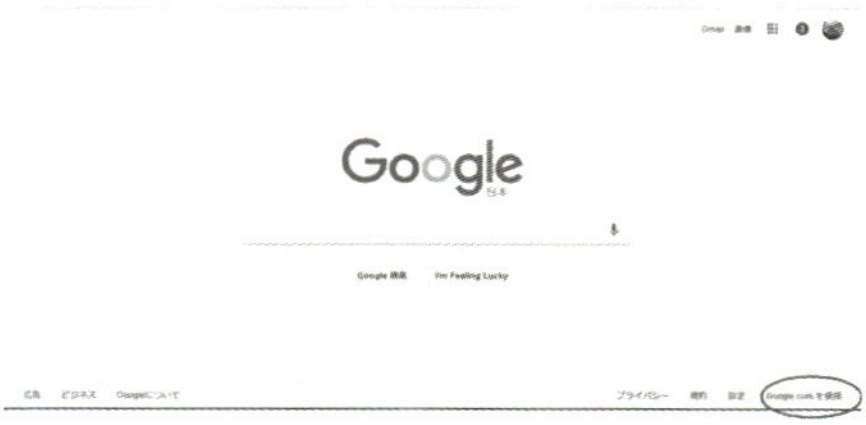

ステップ 5

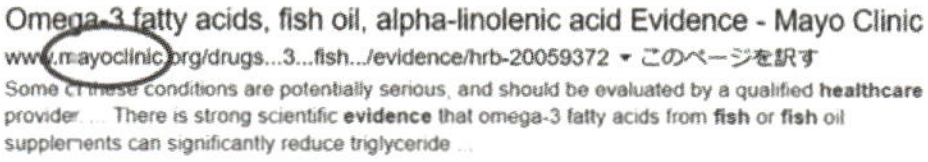

ステップ 6

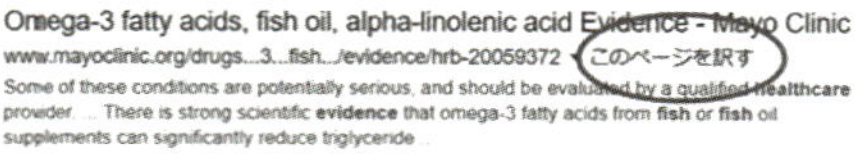

ステップ 7

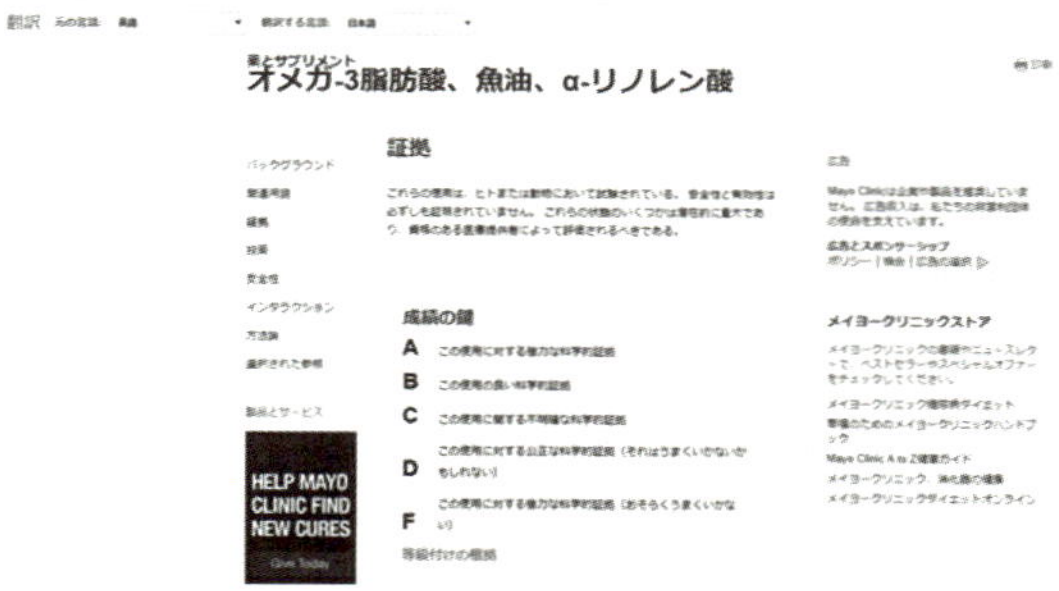

ステップ5：リストアップされるサイトの中から、「hsph」、「mayoclinic」、「webmd」がアドレスに含まれるものを選ぶ。
ステップ6：グーグルに翻訳してもらうため、「このページを訳す」をクリックする。（ホームページによってはうまく機能しない。その場合、ホームページの内容をコピー＆ペーストして、グーグル翻訳で訳すのが良いだろう）
ステップ7：しっかり読んで内容を理解する。

この方法を使ってもハーバード公衆衛生大学院やメイヨークリニックが情報提供しておらず、残念ながら信頼性の高い情報にたどり着けないこともある。しかし、もしこの方法で探している情報にたどり着けたならば、日本語で得られる情報よりも質の高い健康情報が得られるだろう。健康に関する情報も日々アップデートされているので、もし食事や健康に関する疑問があったら、ぜひこの方法を一度試してみてほしい。

［注・参考文献］

本書の読み方

（１）例えば、２００８年の調査では、アメリカの医学部のわずか27%でしか最低限（25時間）の食事と影響の授業が行われていなかった。Womersley K, Ripullone K. Medical schools should be prioritising nutrition and lifestyle education. BMJ. 2017; 359: j4861.

（２）「マーク使いません　厚労省「健康な食事」見直し案で」（『産経新聞』２０１５年7月22日朝刊）
アメリカ（アメリカ農務省のMyPlateやハーバード公衆衛生大学院のHealthy Eating Plate）では精製されていない炭水化物（全粒穀物）が健康的な食事としてすすめられているが、日本（食事バランスガイド）では全く触れられていない。

第１章　日本人が勘違いしがちな健康常識

１　科学的根拠にもとづく本当に体に良い食事

（１）本書では、精製されておらず食物繊維などを多く含む炭水化物を「茶色い炭水化物」、精製されている炭水化物を「白い炭水化物」と呼んでいる。わかりやすいためこのように呼ばれているだけで、実際には「色」が重要なわけではない。小麦粉の含有量が多く蕎麦粉が少ししか含まれない蕎麦の場合、見た目は茶色く見えるが実は中身は精製されている白い炭水化物ということもあるので注意が必要である。

（２）Ludwig DS, Friedman MI. Increasing adiposity: consequence or cause of overeating? JAMA. 2014; 311(21): 2167–2168.

（3）プラセボ効果とは、本来ならば薬効として効かない薬である偽薬（プラセボ）を服用したにもかかわらず、心理的な影響により、体調が改善したり病気が治癒したりする現象のこと。実はこのプラセボ効果の大きさはかなり大きいことが複数の研究で明らかになっている。

（4）バターが体に悪いという考え方は、元々は悪玉（ＬＤＬ）コレステロールを上げるからという観察研究にもとづいている。実は、バターの摂取量と病気のリスクとの関係に関するエビデンスはそれほど強くない。２０１６年に発表された観察研究をまとめたメタアナリシスによると、バターの摂取量が大さじ1杯（14ｇ）／日増えるごとに全死亡率がごくわずか（１％）であるが統計的に有意に上昇した。一方で、バターの摂取量と心筋梗塞や脳卒中との間には関係は認められなかった（そしてバターの摂取量が多い人ほど糖尿病のリスクが低いという結果が得られた）。もちろん観察研究なので因果関係を述べることができないが、総合的に考えると、新しいエビデンスが出てくるまではバターはできるだけ摂取しない方が良いと筆者は考えている。

Pimpin L, Wu JH, Haskelberg H, Del Gobbo L, Mozaffarian D. Is Butter Back? A Systematic Review and Meta-Analysis of Butter Consumption and Risk of Cardiovascular Disease, Diabetes, and Total Mortality. PLoS One. 2016; 11(6): e0158118.

（5）Bao Y, Han J, Hu FB, Giovannucci EL, Stampfer MJ, Willett WC, Fuchs CS. Association of nut consumption with total and cause-specific mortality. N Engl J Med. 2013; 369(21): 2001–2011.

Luu HN, Blot WJ, Xiang YB, Cai H, Hargreaves MK, Li H, Yang G, Signorello L, Gao YT, Zheng W, Shu XO. Prospective evaluation of the association of nut/peanut consumption with total and cause-specific mortality. JAMA Intern Med. 2015; 175(5): 755–766.

（6）実はくじ引きやコイン投げは、介入群と対照群の間で、健康に影響を与えるような他の因子のバランスが崩れる可能性があるため、あまり良い方法ではないとされている（これらの方法を用いた場合、準ランダム化比較試験と呼ばれることもある）。実際のランダム化比較試験では、コンピューターで乱数（ランダムな数字）を発生させ、割り付け表というものを使って、介入群と対照群のどちらに割り付けられるかを決める。
(7) データとして収集できる違いに関しては、統計的な手法を用いて、影響を取り除くこと（専門用語で「補正する」と表現する）ができるが、「健康に対する意識」のようにデータとして収集できない違いに関してはできることは限られていることが、観察研究の最大の問題点である。
(8) Guyatt G, Rennie D, Meade MO, Cook DJ. Users' guides to the medical literature: a manual for evidence-based clinical practice. 3rd edn. New York, NY: McGraw-Hill, 2015: 29–50.
(9) Barnard ND, Willett WC, Ding EL. The Misuse of Meta-analysis in Nutrition Research. JAMA. 2017; 318(15): 1435–1436.

2　食品に含まれる「成分」に惑わされるな

(1) Christensen AS, Viggers L, Hasselström K, Gregersen S. Effect of fruit restriction on glycemic control in patients with type 2 diabetes—a randomized trial. Nutr J. 2013; 12: 29.
(2) Scrinis, G. Sorry, Marge. Meanjin. 2002; 61(4): 108–116.
(3) Pollan, M. In Defense of Food: An Eater's Manifesto. New York, NY: Penguin Books, 2009.
(4) Omenn GS, Goodman GE, Thornquist MD, Balmes J, Cullen MR, Glass A, Keogh JP, Meyskens FL, Valanis B, Williams JH, Barnhart S, Hammar S. Effects of a combination of beta carotene and vitamin A on lung cancer and cardiovascular disease. N Engl J Med. 1996; 334(18): 1150–1155.
(5) Goodman GE, Thornquist MD, Balmes J, Cullen MR, Meyskens FL Jr, Omenn GS, Valanis B, Williams JH Jr. The Beta-Carotene and Retinol Efficacy Trial: incidence of lung cancer and cardiovascular disease mortality during 6-year follow-up after stopping beta-carotene and retinol supplements. J Natl Cancer Inst. 2004; 96(23): 1743–1750.

(6) Jeon YJ, Myung SK, Lee EH, Kim Y, Chang YJ, Ju W, Cho HJ, Seo HG, Huh BY. Effects of beta-carotene supplements on cancer prevention: meta-analysis of randomized controlled trials. Nutr Cancer. 2011; 63(8): 1196–1207.

(7) Druesne-Pecollo N, Latino-Martel P, Norat T, Barrandon E, Bertrais S, Galan P, Hercberg S. Beta-carotene supplementation and cancer risk: a systematic review and metaanalysis of randomized controlled trials. Int J Cancer. 2010; 127(1): 172–184.

(8) 原著論文ではオッズ比で評価されているが、罹患率が低い時にはオッズ比はリスク比に近似するため、本文中ではリスク比で表す。Vivekananthan DP, Penn MS, Sapp SK, Hsu A, Topol EJ. Use of antioxidant vitamins for the prevention of cardiovascular disease: meta-analysis of randomised trials. Lancet. 2003; 361(9374): 2017–2023.

(9) Leppälä JM, Virtamo J, Fogelholm R, Albanes D, Taylor PR, Heinonen OP. Vitamin E and beta carotene supplementation in high risk for stroke: a subgroup analysis of the Alpha-Tocopherol, Beta-Carotene Cancer Prevention Study. Arch Neurol. 2000; 57(10): 1503–1509.

(10) βカロテンは体内でビタミンAに変わるのだが、慢性的にビタミンA不足になっている国（発展途上国）では、βカロテンには健康上のメリットがある可能性が指摘されている。ネパール人の既婚女性にβカロテンを飲んでもらったところ、夜盲症（ビタミンA不足で起こる暗所で目が見えにくくなる病気）があり妊娠した女性において死亡率の改善が認められた。しかし、日本では慢性的にビタミンA不足になっている人はほとんどいないだろうからβカロテンのメリットはないと思われる。
Christian P, West KP Jr, Khatry SK, Kimbrough-Pradhan E, LeClerq SC, Katz J, Shrestha SR, Dali SM, Sommer A. Night blindness during pregnancy and subsequent mortality among women in Nepal: effects of vitamin A and beta-carotene supplementation. Am J Epidemiol. 2000; 152(6): 542–547.

コラム　食事と体重の関係

（1）https://www.hsph.harvard.edu/nutritionsource/best-diet-quality-counts/
O'connor A. The key to weight loss is diet quality, not quantity, a new study finds. The New York Times. Feb 20, 2018.

（2）Johnston BC, Kanters S, Bandayrel K, Wu P, Naji F, Siemieniuk RA, Ball GD, Busse JW, Thorlund K, Guyatt G, Jansen JP, Mills EJ. Comparison of weight loss among named diet programs in overweight and obese adults: a meta-analysis. JAMA. 2014; 312(9): 923–933.
Gardner CD, Trepanowski JF, Del Gobbo LC, Hauser ME, Rigdon J, Ioannidis JPA, Desai M, King AC. Effect of Low-Fat vs Low-Carbohydrate Diet on 12-Month Weight Loss in Overweight Adults and the Association With Genotype Pattern or Insulin Secretion: The DIETFITS Randomized Clinical Trial. JAMA. 2018; 319(7): 667–679.

（3）Sacks FM, Bray GA, Carey VJ, Smith SR, Ryan DH, Anton SD, McManus K, Champagne CM, Bishop LM, Laranjo N, Leboff MS, Rood JC, de Jonge L, Greenway FL, Loria CM, Obarzanek E, Williamson DA. Comparison of weight-loss diets with different compositions of fat, protein, and carbohydrates. N Engl J Med. 2009; 360: 859–873. Shai I, Schwarzfuchs D, Henkin Y, Shahar DR, Witkow S, Greenberg I, Golan R, Fraser D, Bolotin A, Vardi H, Tangi-Rozental O, Zuk-Ramot R, Sarusi B, Brickner D, Schwartz Z, Sheiner E, Marko R, Katorza E, Thiery J, Fiedler GM, Blüher M, Stumvoll M, Stampfer MJ; Dietary Intervention Randomized Controlled Trial (DIRECT) Group. Weight loss with a low-carbohydrate, Mediterranean, or low-fat diet. N Engl J Med. 2008; 359: 229–241.

（4）正確には、両方のグループ共に体重は減少したものの、２つのグループの間で差が認められなかった。

（5）Gardner CD, Kiazand A, Alhassan S, Kim S, Stafford RS, Balise RR, Kraemer HC, KIng AC. Comparison of the Atkins, Zone, Ornish, and LEARN diets for change in weight and related risk factors among overweight premenopausal women: the A TO Z Weight Loss Study: a randomized trial. JAMA. 2007; 297(9): 969–977.

（6）Mozaffarian D, Hao T, Rimm EB, Willett WC, Hu FB. Changes in diet and lifestyle and long-term weight gain in women and men. N Engl J Med. 2011; 364: 2392–2404.

（7）Bertoia ML, Mukamal KJ, Cahill LE, Hou T, Ludwig DS, Mozaffarian D, Willett WC, Hu FB, Rimm EB. Changes in Intake of Fruits and Vegetables and Weight Change in United States Men and Women Followed for Up to 24 Years: Analysis from Three Prospective Cohort Studies. PLoS Med. 2015; 12(9): e1001878.

（8）2群間で統計的に有意な差を認めなかった。Flores-Mateo G, Rojas-Rueda D, Basora J, Ros E, Salas-Salvadó J. Nut intake and adiposity: meta-analysis of clinical trials. Am J Clin Nutr. 2013; 97(6): 1346–1355.

（9）Ludwig DS, Friedman MI. Increasing adiposity: consequence or cause of overeating? JAMA. 2014; 311(21): 2167–2168.

（10）もちろん断定的なことを言うためには、複数のランダム化比較試験によるより強いエビデンスの出現を待たないといけない。

（11）Foster GD, Wyatt HR, Hill JO, McGuckin BG, Brill C, Mohammed BS, Szapary PO, Rader DJ, Edman JS, Klein S. A randomized trial of a low-carbohydrate diet for obesity. N Engl J Med. 2003; 348(21): 2082–2090. Stern L, Iqbal N, Seshadri P, Chicano KL, Daily DA, McGrory J, Williams M, Gracely EJ, Samaha FF. The effects of low-carbohydrate versus conventional weight loss diets in severely obese adults: one-year follow-up of a randomized trial. Ann Intern Med. 2004; 140(10): 778–785.

（12）Astrup A, Meinert Larsen T, Harper A. Atkins and other low-carbohydrate diets: hoax or an effective tool for weight loss? Lancet. 2004; 364(9437): 897–899.

第2章　体に良いという科学的根拠がある食べ物

1　オリーブオイルやナッツは脳卒中やがんのリスクを下げる

（1）観察研究においては、日本食に近いパターンの食事をしている人ほど循環器疾患により死亡するリスク、要介護認定になるリスク、認知症のリスクが低いと報告されている。しかし、質の高いランダム化比較試験やメタアナリシスは行われておらず、エビデンスは弱い。

Shimazu T, Kuriyama S, Hozawa A, Ohmori K, Sato Y, Nakaya N, Nishino Y, Tsubono Y, Tsuji I. Dietary patterns and cardiovascular disease mortality in Japan: a prospective cohort study. Int J Epidemiol. 2007; 36(3): 600–609.

Nanri A, Mizoue T, Shimazu T, Ishihara J, Takachi R, Noda M, Iso H, Sasazuki S, Sawada N, Tsugane S; Japan Public Health Center-Based Prospective Study Group. Dietary patterns and all-cause, cancer, and cardiovascular disease mortality in Japanese men and women: The Japan public health center-based prospective study. PLoS One. 2017; 12(4): e0174848.

Tomata Y, Watanabe T, Sugawara Y, Chou WT, Kakizaki M, Tsuji I. Dietary patterns and incident functional disability in elderly Japanese: the Ohsaki Cohort 2006 study. J Gerontol A Biol Sci Med Sci. 2014; 69(7): 843–851.

Tomata Y, Sugiyama K, Kaiho Y, Honkura K, Watanabe T, Zhang S, Sugawara Y, Tsuji I. Dietary patterns and incident dementia in Elderly Japanese: The Ohsaki Cohort 2006 study. J Gerontol A Biol Sci Med Sci. 2016; 71(10): 1322–1328.

（2）日本の「食事バランスガイド」に沿った食事をしている人の方が死亡率が低いという日本で行われた研究結果はあるものの、このガイドラインの食事内容は必ずしも私たちが考える「日本食」と同じものではない。

Kurotani K, Akter S, Kashino I, Goto A, Mizoue T, Noda M, Sasazuki S, Sawada N, Tsugane S; Japan Public

Health Center based Prospective Study Group. Quality of diet and mortality among Japanese men and women: Japan Public Health Center based prospective study. BMJ. 2016; 352: i1209.
（３）Estruch R, Ros E, Salas-Salvadó J, Covas MI, Corella D, Arós F, Gómez-Gracia E, Ruiz-Gutiérrez V, Fiol M, Lapetra J, Lamuela-Raventos RM, Serra-Majem L, Pintó X, Basora J, Muñoz MA, Sorlí JV, Martínez JA, Martínez-González MA; PREDIMED Study Investigators. Primary prevention of cardiovascular disease with a Mediterranean diet. N Engl J Med. 2013; 368: 1279–1290.
（４）果物１単位とは、バナナなら１／２本、リンゴ・オレンジ・梨なら小ぶりなもの１個相当である。
（５）野菜１単位とは、葉野菜なら小皿１杯、調理された野菜なら小皿１／２杯相当である。
（６）研究ではハザード比が計算されているものの、解釈しやすくするため、本書では全て相対リスク減少で表す。95％信頼区間：10％～44％。
（７）95％信頼区間：８％～46％。
（８）95％信頼区間：４％～46％。
（９）その一方で、心筋梗塞だけ、もしくは死亡率だけに注目すると、地中海食のグループと対照群で統計的に有意な差（偶然では説明できないくらいの大きな差）は認められなかった。
（10）Toledo E, Salas-Salvado J, Donat-Vargas C, Buil-Cosiales P, Estruch R, Ros E, Corella D, Fitó M, Hu FB, Arós F, Gómez-Gracia E, Romaguera D, Ortega-Calvo M, Serra-Majem L, Pintó X, Schröder H, Basora J, Sorlí JV, Bulló M, Serra-Mir M, Martínez-González MA. Mediterranean diet and invasive breast cancer risk among women at high cardiovascular risk in the PREDIMED trial: a randomized clinical trial. JAMA Intern Med. 2015; 175: 1752–1760.
（11）de Lorgeril M, Salen P, Martin JL, Monjaud I, Delaye J, Mamelle N. Mediterranean diet, traditional risk factors, and the rate of cardiovascular complications after myocardial infarction: final report of the Lyon Diet

Heart Study. Circulation. 1999; 99: 779–785.
(12) 95%信頼区間：8%〜46%。Salas-Salvadó J, Bulló M, Estruch R, Ros E, Covas MI, Ibarrola-Jurado N, Corella D, Arós F, Gómez-Gracia E, Ruiz-Gutiérrez V, Romaguera D, Lapetra J, Lamuela-Raventós RM, Serra-Majem L, Pintó X, Basora J, Muñoz MA, Sorlí JV, Martínez-González MA. Prevention of diabetes with Mediterranean diets: a subgroup analysis of a randomized trial. Ann Intern Med. 2014; 160: 1–10.
(13) Indo-Mediterranean Diet Heart Studyと呼ばれる、α-リノレン酸を豊富に含む地中海食の摂取が心筋梗塞を減らすかどうか検証した研究（Singh RB, Dubnov G, Niaz MA, Ghosh S, Singh R, Rastogi SS, Manor O, Pella D, Berry EM. Lancet. 2002; 360: 1455–1461）もあるが、こちらは捏造疑惑があるため本書の中では紹介していない。この論文に関してどのような調査が行われたのかに関しては、ランセット編集長であるリチャード・ホートンの記事（Horton R. Lancet. 2005; 366: 354–356）が詳しい。
(14) Bloomfield HE, Koeller E, Greer N, MacDonald R, Kane R, Wilt TJ. Effects on health outcomes of Mediterranean diet with no restriction on fat intake: a systematic review and meta-analysis. Ann Intern Med. 2016; 165(7): 491–500.
(15) 95%信頼区間：9%〜18%。
(16) 95%信頼区間：3%〜5%。
(17) 95%信頼区間：2%〜16%。

コラム　チョコレートは薬か毒か？

(1) Kean BH. The blood pressure of the Kuna Indians. Am J Trop Med Hyg. 1944; 24: 341–343.
(2) Hooper L, Kroon PA, Rimm EB, Cohn JS, Harvey I, Le Cornu KA, Ryder JJ, Hall WL, Cassidy A. Flavonoids, flavonoid-rich foods, and cardiovascular risk: a meta-analysis of randomized controlled trials. Am J Clin Nutr.

2008; 88: 38–50.
Faridi Z, Njike VY, Dutta S, Ali A, Katz DL. Acute dark chocolate and cocoa ingestion and endothelial function: a randomized controlled crossover trial. Am J Clin Nutr. 2008; 88: 58–63.
（3）Buijsse B, Feskens EJ, Kok FJ, Kromhout D. Cocoa intake, blood pressure, and cardiovascular mortality: the Zutphen Elderly Study. Arch Intern Med. 2006; 166: 411–417.
（4）Grassi D, Necozione S, Lippi C, Croce G, Valeri L, Pasqualetti P, Desideri G, Blumberg JB, Ferri C. Cocoa reduces blood pressure and insulin resistance and improves endothelium-dependent vasodilation in hypertensives. Hypertension. 2005; 46: 398–405.
（5）Nehlig A. The neuroprotective effects of cocoa flavanol and its influence on cognitive performance. Br J Clin Pharmacol. 2013; 75: 716–727.
（6）Dong JY, Iso H, Yamagishi K, Sawada N, Tsugane S. Japan Public Health Center-based Prospective Study Group. Chocolate consumption and risk of stroke among men and women: A large population-based, prospective cohort study. Atherosclerosis. 2017; 260: 8–12.
（7）Shiina Y, Funabashi N, Lee K, Murayama T, Nakamura K, Wakatsuki Y, Daimon M, Komuro I. Acute effect of oral flavonoid-rich dark chocolate intake on coronary circulation, as compared with non-flavonoid white chocolate, by transthoracic Doppler echocardiography in healthy adults. Int J Cardiol. 2009; 131(3): 424–429.
Hermann F, Spieker LE, Ruschitzka F, Sudano I, Hermann M, Binggeli C, Luscher TF, Riesen W, Noll G, Corti R. Dark chocolate improves endothelial and platelet function. Heart. 2006; 92(1): 119–120.
（8）ココアの成分を高濃度抽出したサプリメントを服用することで健康に対するメリットがあるかどうかを検証しているＣＯＳＭＯＳ試験と呼ばれる臨床試験が現在進行中であり、結果が待たれる。

2　果物は糖尿病を予防するが、フルーツジュースは糖尿病のリスクを上げる

（1）Wang X, Ouyang Y, Liu J, Zhu M, Zhao G, Bao W, Hu FB. Fruit and vegetable consumption and mortality from all causes, cardiovascular disease, and cancer: systematic review and dose-response meta-analysis of prospective cohort studies. BMJ. 2014; 349: g4490.

（2）95％信頼区間：2％～10％。

（3）95％信頼区間：1％～8％。

（4）日本人を対象とした研究では、果物の摂取量が多いほど脳卒中や心血管イベント（脳卒中や心筋梗塞を合わせたもの）による死亡率、そして総死亡率が低いという結果であった。しかし、野菜に関しては、心血管イベントによる死亡率とは関連があったが、総死亡率との間には有意な関連は認められなかった。日本人は果物の摂取量が少なく、野菜の摂取量が多いことも関係があるのかもしれない。

Nagura J, Iso H, Watanabe Y, Maruyama K, Date C, Toyoshima H, Yamamoto A, Kikuchi S, Koizumi A, Kondo T, Wada Y, Inaba Y, Tamakoshi A; JACC Study Group. Fruit, vegetable and bean intake and mortality from cardiovascular disease among Japanese men and women: the JACC Study. Br J Nutr. 2009; 102(2): 285–292.

（5）95％信頼区間：1％～8％。

（6）Li M, Fan Y, Zhang X, Hou W, Tang Z. Fruit and vegetable intake and risk of type 2 diabetes mellitus: meta-analysis of prospective cohort studies. BMJ Open. 2014; 4(11): e005497.

（7）Hartley L, Igbinedion E, Holmes J, Flowers N, Thorogood M, Clarke A, Stranges S, Hooper L, Rees K. Increased consumption of fruit and vegetables for the primary prevention of cardiovascular diseases. Cochrane Database Syst Rev. 2013; (6): CD009874.

（8）正確な定義は、同じような研究を１００回繰り返し、毎回95％信頼区間を計算すると、そのうちの95個の95％信頼区間は真の値（真の相対リスク）を含む、というものである。

(9) Key TJ. Fruit and vegetables and cancer risk. Br J Cancer. 2011; 104(1): 6–11.

(10) Muraki I, Imamura F, Manson JE, Hu FB, Willett WC, van Dam RM, Sun Q. Fruit consumption and risk of type 2 diabetes: results from three prospective longitudinal cohort studies. BMJ. 2013; 347: f5001.

(11) http://www.diabetes.org/food-and-fitness/food/what-can-i-eat/understanding-carbohydrates/glycemic-index-and-diabetes.html

(12) 95％信頼区間：5％～11％。

(13) Imamura F, O'Connor L, Ye Z, Mursu J, Hayashino Y, Bhupathiraju SN, Forouhi NG. Consumption of sugar sweetened beverages, artificially sweetened beverages, and fruit juice and incidence of type 2 diabetes: systematic review, meta-analysis, and estimation of population attributable fraction. BMJ. 2015; 351: h3576.

(14) 95％信頼区間：0・8％～14％。

コラム　オーガニック食材は健康に良いのか？

(1) Williams PR, Hammitt JK. Perceived risks of conventional and organic produce: pesticides, pathogens, and natural toxins. Risk Anal. 2001; 21:319–330.

(2) Smith-Spangler C, Brandeau ML, Hunter GE, Bavinger JC, Pearson M, Eschbach PJ, Sundaram V, Liu H, Schirmer P, Stave C, Olkin I, Bravata DM. Are organic foods safer or healthier than conventional alternatives?: a systematic review. Ann Intern Med. 2012; 157(5): 348–366.

(3) オーガニックミルクはオメガ3脂肪酸が多いという研究結果があるものの、加熱処理を行っていない生乳を調べた研究であるため、私たちが口にする牛乳でも差があるかどうかは明らかではない。

(4) 95％信頼区間：4％～10％。

(5) 95％信頼区間：32％～45％。

（６）95％信頼区間：４％〜11％。
（７）95％信頼区間：２％〜９％。
（８）オッズ比６・86（95％信頼区間：１・49〜31・69）。
（９）Mie A, Andersen HR, Gunnarsson S, Kahl J, Kesse-Guyot E, Rembia-kowska E, Quaglio G, Grandjean P. Human health implications of organic food and organic agriculture: a comprehensive review. Environ Health. 2017; 16(1): 111.
（10）The Lancet. Organic food: panacea for health? Lancet. 2017; 389(10070): 672.
（11）Kummeling I, Thijs C, Huber M, van de Vijver LP, Snijders BE, Penders J, Stelma F, van Ree R, van den Brandt PA, Dagnelie PC. Consumption of organic foods and risk of atopic disease during the first 2 years of life in the Netherlands. Br J Nutr. 2008; 99: 598–605.
（12）https://www.ewg.org/foodnews/summary.php

３　魚は心筋梗塞や乳がんのリスクを下げる

（１）Zhao LG, Sun JW, Yang Y, Ma X, Wang YY, Xiang YB. Fish consumption and all-cause mortality: a meta-analysis of cohort studies. Eur J Clin Nutr. 2016; 70(2): 155–161.
（２）95％信頼区間：７％〜17％。
（３）Yamagishi K, Iso H, Date C, Fukui M, Wakai K, Kikuchi S, Inaba Y, Tanabe N, Tamakoshi A; Japan Collaborative Cohort Study for Evaluation of Cancer Risk Study Group. Fish, omega-3 polyunsaturated fatty acids, and mortality from cardiovascular diseases in a nationwide community-based cohort of Japanese men and women the JACC (Japan collaborative cohort study for evaluation of cancer risk) study. J Am Coll Cardiol 2008; 52: 988–996.

Nagata C, Takatsuka N, Shimizu H. Soy and fish oil intake and mortality in a Japanese community. Am J Epidemiol. 2002; 156: 824–831.
(4) Mozaffarian D, Rimm EB. Fish intake, contaminants, and human health: evaluating the risks and the benefits. JAMA. 2006; 296(15): 1885–1899.
(5) Dietary supplementation with n-3 polyunsaturated fatty acids and vitamin E after myocardial infarction: results of the GISSI-Prevenzione trial. Gruppo Italiano per lo Studio della Sopravvivenza nell'Infarto miocardico. Lancet. 1999; 354(9177): 447–455.
(6) 95%信頼区間：3%～24%。
(7) Yokoyama M, Origasa H, Matsuzaki M, Matsuzawa Y, Saito Y, Ishikawa Y, Oikawa S, Sasaki J, Hishida H, Itakura H, Kita T, Kitabatake A, Nakaya N, Sakata T, Shimada K, Shirato K; Japan EPA lipid intervention study (JELIS) Investigators. Effects of eicosapentaenoic acid on major coronary events in hypercholesterolaemic patients (JELIS): a randomised open-label, blinded endpoint analysis. Lancet. 2007; 369(9567): 1090–1098.
(8) Zheng JS, Hu XJ, Zhao YM, Yang J, Li D. Intake of fish and marine n-3 polyunsaturated fatty acids and risk of breast cancer: meta-analysis of data from 21 independent prospective cohort studies. BMJ. 2013; 346: f3706.
(9) 95%信頼区間：0%～10%。
(10) Wu S, Feng B, Li K, Zhu X, Liang S, Liu X, Han S, Wang B, Wu K, Miao D, Liang J, Fan D. Fish consumption and colorectal cancer risk in humans: a systematic review and meta-analysis. Am J Med. 2012; 125(6): 551–559. e5.
ただし、日本人におけるエビデンスは不十分である。

Pham NM, Mizoue T, Tanaka K, Tsuji I, Tamakoshi A, Matsuo K, Wakai K, Nagata C, Inoue M, Tsugane S, Sasazuki S; Research Group for the Development and Evaluation of Cancer Prevention Strategies in Japan. Fish consumption and colorectal cancer risk: an evaluation based on a systematic review of epidemiologic evidence among the Japanese population. Jpn J Clin Oncol. 2013 Sep; 43(9): 935–941.

(11) Song J, Su H, Wang BL, Zhou YY, Guo LL. Fish consumption and lung cancer risk: systematic review and meta-analysis. Nutr Cancer. 2014; 66(4): 539–549.

(12) Wu S, Liang J, Zhang L, Zhu X, Liu X, Miao D. Fish consumption and the risk of gastric cancer: systematic review and meta-analysis. BMC Cancer. 2011; 11: 26.

(13) Szymanski KM, Wheeler DC, Mucci LA. Fish consumption and prostate cancer risk: a review and meta-analysis. Am J Clin Nutr. 2010; 92(5): 1223–1233.

(14) Mozaffarian D, Rimm EB. Fish intake, contaminants, and human health: evaluating the risks and the benefits. JAMA. 2006; 296(15): 1885–1899.

コラム　牛乳やヨーグルトは体に良いのか、悪いのか?

(1) Aune D, Navarro Rosenblatt DA, Chan DS, Vieira AR, Vieira R, Greenwood DC, Vatten LJ, Norat T. Dairy products, calcium, and prostate cancer risk: a systematic review and meta-analysis of cohort studies. Am J Clin Nutr. 2015; 101(1): 87–117.

(2) Larsson SC, Orsini N, Wolk A. Milk, milk products and lactose intake and ovarian cancer risk: a meta-analysis of epidemiological studies. Int J Cancer. 2006; 118(2): 431–441.

(3) Gijsbers L, Ding EL, Malik VS, de Goede J, Geleijnse JM, Soedamah-Muthu SS. Consumption of dairy foods and diabetes incidence: a dose-response meta-analysis of observational studies. Am J Clin Nutr. 2016; 103(4):

1111–1124.

Salas-Salvadó J, Guasch-Ferré M, Díaz-López A, Babio N. Yogurt and Diabetes: Overview of Recent Observational Studies. J Nutr. 2017; 147(7): 1452S–1461S.

第3章　体に悪いという科学的根拠がある食べ物

1　「白い炭水化物」は体に悪い

(1) Zong G, Gao A, Hu FB, Sun Q. Whole Grain Intake and Mortality from All Causes, Cardiovascular Disease, and Cancer: A Meta-analysis of Prospective Cohort Studies. Circulation. 2016; 133: 2370–2380.

(2) Mellen PB, Walsh TF, Herrington DM. Whole grain intake and cardiovascular disease: a meta-analysis. Nutr Metab Cardiovasc Dis. 2008; 18: 283–290.

(3) de Munter JS, Hu FB, Spiegelman D, Franz M, van Dam RM. Whole grain, bran, and germ intake and risk of type 2 diabetes: a prospective cohort study and systematic review. PLoS Med. 2007; 4: e261.

(4) Sun Q, Spiegelman D, van Dam RM, Holmes MD, Malik VS, Willett WC, Hu FB. White rice, brown rice, and risk of type 2 diabetes in US men and women. Arch Intern Med. 2010; 170(11): 961–969.

(5) Schatzkin A, Mouw T, Park Y, Subar AF, Kipnis V, Hollenbeck A, Leitzmann MF, Thompson FE. Dietary fiber and whole-grain consumption in relation to colorectal cancer in the NIH-AARP Diet and Health Study. Am J Clin Nutr. 2007; 85(5): 1353–1360.

Strayer L, Jacobs DR Jr, Schairer C, Schatzkin A, Flood A. Dietary carbohydrate, glycemic index, and glycemic load and the risk of colorectal cancer in the BCDDP cohort. Cancer Causes Control. 2007; 18(8): 853–863.

(6) Koh-Banerjee P, Franz M, Sampson L, Liu S, Jacobs DR Jr, Spiegelman D, Willett W, Rimm E. Changes in

whole-grain, bran, and cereal fiber consumption in relation to 8-y weight gain among men. Am J Clin Nutr. 2004; 80(5): 1237–1245.
(７) Harland JI, Garton LE. Whole-grain intake as a marker of healthy body weight and adiposity. Public Health Nutr. 2008; 11(6): 554–563.
(８) Hu EA, Pan A, Malik V, Sun Q. White rice consumption and risk of type 2 diabetes: meta-analysis and systematic review. BMJ. 2012; 344: e1454.
(９) １・11倍、95％信頼区間：１・08～１・14。
(10) Nanri A, Mizoue T, Noda M, Takahashi Y, Kato M, Inoue M, Tsugane S; Japan Public Health Center-based Prospective Study Group. Rice intake and type 2 diabetes in Japanese men and women: the Japan Public Health Center-based Prospective Study. Am J Clin Nutr. 2010; 92(6): 1468–1477.
(11) 論文中では、糖尿病のリスクはオッズ比で計算されているが、ここでは相対リスクの方がイメージしやすいため、相対リスクと表現してある。糖尿病の発生率が約２％と低いため、オッズ比は相対リスクに近似すると考えられる。男性において、白米の摂取量が最も多い２つのグループ（４２１～５６０ｇと５６１ｇ以上のグループ）は、最も少ないグループ（３１５ｇ以下）と統計的な有意な差が見られなかった。これはサンプルサイズが小さいためだと考えられ、より多くのデータがあれば有意な差になっていた可能性があると筆者は考えている。
(12) Aune D, Keum N, Giovannucci E, Fadnes LT, Boffetta P, Greenwood DC, Tonstad S, Vatten LJ, Riboli E, Norat T. Whole grain consumption and risk of cardiovascular disease, cancer, and all cause and cause specific mortality: systematic review and dose-response meta-analysis of prospective studies. BMJ. 2016; 353: i2716.
(13) この方法に関しては白米と玄米で置き換えても血糖値などを改善しないのではないかという研究結果もある。
Zhang G, Pan A, Zong G, Yu Z, Wu H, Chen X, Tang L, Feng Y, Zhou H, Chen X, Li H, Hong B, Malik VS,

Willett WC, Spiegelman D, Hu FB, Lin X. Substituting white rice with brown rice for 16 weeks does not substantially affect metabolic risk factors in middle-aged Chinese men and women with diabetes or a high risk for diabetes. J Nutr. 2011; 141(9): 1685–1690. まだ断定的なことは言えないため、強いエビデンスの出現が待たれる。

コラム　グルテンフリーは健康に良いのか？

（1）Cataldo F, Montalto G. Celiac disease in the developing countries: a new and challenging public health problem. World J Gastroenterology. 2007; 13(15): 2153–2159.

（2）Fukunaga M, Ishimura N, Fukuyama C, Izumi D, Ishikawa N, Araki A, Oka A, Mishiro T, Ishihara S, Maruyama R, Adachi K, Kinoshita Y. Celiac disease in non-clinical populations of Japan. J Gastroenterol. 2017.

（3）Kim HS, Patel KG, Orosz E, Kothari N, Demyen MF, Pyrsopoulos N, Ahlawat SK. Time Trends in the Prevalence of Celiac Disease and Gluten-Free Diet in the US Population: Results From the National Health and Nutrition Examination Surveys 2009–2014. JAMA Intern Med. 2016; 176(11): 1716–1717.

（4）NPD Group. Percentage of U.S. adults trying to cut down or avoid gluten in their diets reaches new high in 2013. https://www.npd.com/wps/portal/npd/us/news/press-releases/percentage-of-us-adults-trying-to-cut-down-or-avoid-gluten-in-their-diets-reaches-new-high-in-2013-reports-npd/

（5）Larsen J, Dall M, Antvorskov JC, Weile C, Engkilde K, Josefsen K, Buschard K. Dietary gluten increases natural killer cell cytotoxicity and cytokine secretion. Eur J Immunol. 2014; 44(10): 3056–3067.

Marietta EV, Gomez AM, Yeoman C, Tilahun AY, Clark CR, Luckey DH, Murray JA, White BA, Kudva YC, Rajagopalan G. Low incidence of spontaneous type 1 diabetes in non-obese diabetic mice raised on gluten-free diets is associated with changes in the intestinal microbiome. PLoS One. 2013; 8(11): e78687.

(６) Lebwohl B, Cao Y, Zong G, Hu FB, Green PHR, Neugut AI, Rimm EB, Sampson L, Dougherty LW, Giovannucci E, Willett WC, Sun Q, Chan AT. Long term gluten consumption in adults without celiac disease and risk of coronary heart disease: prospective cohort study. BMJ. 2017; 357: j1892.

コラム　日本食は塩分が多い

(１) 農林水産省ホームページ。http://www.maff.go.jp/j/keikaku/syokubunka/culture/eiyo.html

(２) Powles J, Fahimi S, Micha R, Khatibzadeh S, Shi P, Ezzati M, Engell RE, Lim SS, Danaei G, Mozaffarian D; Global Burden of Diseases Nutrition and Chronic Diseases Expert Group (NutriCoDE). Global, regional and national sodium intakes in 1990 and 2010: a systematic analysis of 24 h urinary sodium excretion and dietary surveys worldwide. BMJ Open. 2013; 3(12): e003733.

(３)「平成27年国民健康・栄養調査」によると日本人の食塩摂取量は10・０ｇ（男性11・０ｇ、女性９・２ｇ）となっている。こちらはアンケート調査から食塩摂取量を推定しているのに対して、本文中の論文は尿検査から推定しており、後者の方がより正確だと考えられる。

(４) http://www.healthdata.org/japan（２０１７年10月30日閲覧）

(５) Yang Q, Liu T, Kuklina EV, Flanders WD, Hong Y, Gillespie C, Chang MH, Gwinn M, Dowling N, Khoury MJ, Hu FB. Sodium and potassium intake and mortality among US adults: prospective data from the Third National Health and Nutrition Examination Survey. Arch Intern Med. 2011; 171(13): 1183–1191.

(６) Aburto NJ, Ziolkovska A, Hooper L, Elliott P, Cappuccio FP, Meerpohl JJ. Effect of lower sodium intake on health: systematic review and meta-analysis. BMJ. 2013; 346: f1326. He FJ, MacGregor GA. Salt reduction lowers cardiovascular risk: meta-analysis of outcome trials. Lancet. 2011; 378(9789): 380–382.
ランダム化比較試験としては、Intersalt、TOHP (Two Trials of Hypertension Prevention)、DASH (Dietary

Approaches to Stop Hypertension）と名付けられた研究が有名なものである。
一方で、塩分摂取量が少なすぎるのも健康によくない可能性があるという報告もある。世界17か国に住む35～70歳の10万人を対象とした研究（ＰＵＲＥ研究）では、塩分摂取量が多い場合ではなく、少なすぎる場合でも循環器疾患（心筋梗塞など）の発症や死亡のリスクが高かったと報告されている。
O'Donnell M, Mente A, Rangarajan S, McQueen MJ, Wang X, Liu L, Yan H, Lee SF, Mony P, Devanath A, Rosengren A, Lopez-Jaramillo P, Diaz R, Avezum A, Lanas F, Yusoff K, Iqbal R, Ilow R, Mohammadifard N, Gulec S, Yusufali AH, Kruger L, Yusuf R, Chifamba J, Kabali C, Dagenais G, Lear SA, Teo K, Yusuf S; PURE Investigators. Urinary sodium and potassium excretion, mortality, and cardiovascular events. N Engl J Med. 2014; 371(7): 612–623.
（７）Cook NR, Cutler JA, Obarzanek E, Buring JE, Rexrode KM, Kumanyika SK, Appel LJ, Whelton PK. Long term effects of dietary sodium reduction on cardiovascular disease outcomes: observational follow-up of the trials of hypertension prevention (TOHP). BMJ. 2007; 334(7599): 885–888.
（８）Strazzullo P, D'Elia L, Kandala NB, Cappuccio FP. Salt intake, stroke, and cardiovascular disease: meta-analysis of prospective studies. BMJ. 2009; 339: b4567.
（９）World Cancer Research Fund, American Institute for Cancer Research. Food, Nutrition, Physical Activity, and the Prevention of Cancer: A Global Perspective. London; 2007.
日本で行われた研究によると、食塩の総摂取量と胃がんとの間に関連は認められなかったものの、塩分濃度の高い食品（漬物、たらこや筋子、干物や塩蔵魚）の摂取量が多いほど胃がん発症率が高かった。塩分濃度の高い食品によって胃の粘膜が傷つけられることががんの原因であるという仮説がある。
Takachi R, Inoue M, Shimazu T, Sasazuki S, Ishihara J, Sawada N, Yamaji T, Iwasaki M, Iso H, Tsubono Y, Tsugane S; Japan Public Health Center-based Prospective Study Group. Consumption of sodium and salted

foods in relation to cancer and cardiovascular disease: the Japan Public Health Center-based Prospective Study. Am J Clin Nutr. 2010; 91(2): 456–464.
(10) Devine A, Criddle RA, Dick IM, Kerr DA, Prince RL. A longitudinal study of the effect of sodium and calcium intakes on regional bone density in postmenopausal women. Am J Clin Nutr. 1995; 62: 740–745.

2　牛肉、豚肉、ソーセージやハムは健康に悪い

(1) Bouvard V, Loomis D, Guyton KZ, Grosse Y, Ghissassi FE, Benbrahim-Tallaa L, Guha N, Mattock H, Straif K; International Agency for Research on Cancer Monograph Working Group. Carcinogenicity of consumption of red and processed meat. Lancet Oncol. 2015; 16(16): 1599–1600.
(2)「加工肉「発がん性ある」　WHO、過剰摂取に警告」(『日本経済新聞電子版』２０１５年10月27日)。
「加工肉に大腸がんリスク、WHO専門機関が報告」(『朝日新聞デジタル』２０１５年10月27日)。
(3) Takachi R, Tsubono Y, Baba K, Inoue M, Sasazuki S, Iwasaki M, Tsugane S; Japan Public Health Center-Based Prospective Study Group. Red meat intake may increase the risk of colon cancer in Japanese, a population with relatively low red meat consumption. Asia Pac J Clin Nutr. 2011; 20(4): 603–612.
(4) 95%信頼区間：1・01〜2・17、P＝0・03（傾向性の検定）。
(5) 最も摂取量が高いグループと低いグループを比較すると、ハザード比1・27（95%信頼区間：0・93〜1・74、P＝0・15（傾向性の検定））。
(6) 最も摂取量が高いグループと低いグループを比較すると、ハザード比1・37（95%信頼区間：0・92〜2・03、P＝0・05（傾向性の検定））。
(7) 最も摂取量が高いグループと低いグループを比較すると、ハザード比1・67（95%信頼区間：0・97〜2・88、P＝0・36（傾向性の検定））。

（８）Wang X, Lin X, Ouyang YY, Liu J, Zhao G, Pan A, Hu FB. Red and processed meat consumption and mortality: dose-response meta-analysis of prospective cohort studies. Public Health Nutr. 2016; 19(5): 893–905.
（９）アメリカ人においては赤い肉の摂取が多いほど死亡率が高かったが、欧州やアジアの人では関係は明らかではなかった。
（10）Kaluza J, Wolk A, Larsson SC. Red meat consumption and risk of stroke: a meta-analysis of prospective studies. Stroke. 2012; 43(10): 2556–2560.
（11）95％信頼区間：１・03～１・24。
（12）95％信頼区間：１・03～１・20。
（13）鶏肉の摂取量が多い人ほど大腸がんのリスクが低いと報告されている。
Shi Y, Yu PW, Zeng DZ. Dose-response meta-analysis of poultry intake and colorectal cancer incidence and mortality. Eur J Nutr. 2015; 54(2): 243–250.

コラム　卵は「１週間に６個まで」

（１）http://gooday.nikkei.co.jp/atcl/report/14/091100014/050600027/
（２）Fernandez ML. Dietary cholesterol provided by eggs and plasma lipoproteins in healthy populations. Curr Opin Clin Nutr Metab Care. 2006; 9: 8–12.
（３）Shin JY, Xun P, Nakamura Y, He K. Egg consumption in relation to risk of cardiovascular disease and diabetes: a systematic review and meta-analysis. Am J Clin Nutr. 2013; 98: 146–159.
（４）95％信頼区間：９％～86％。
（５）95％信頼区間：９％～１６２％。
（６）Djousse L, Gaziano JM. Egg consumption and risk of heart failure in the Physicians' Health Study. Circulation.

2008; 117: 512–516.
（7）95％信頼区間：2％～61％。
（8）95％信頼区間：8％～149％。

コラム 「カロリーゼロ」は健康への悪影響も「ゼロ」？

（1）Miller PE, Perez V. Low-calories sweeteners and body weight and composition: a meta-analysis of randomized controlled trials and prospective cohort studies. Am J Clin Nutr. 2014; 100(3): 765–777.
（2）Pase MP, Himali JJ, Beiser AS, Aparicio HJ, Satizabal CL, Vasan RS, Seshadri S. Jacques PF. Sugar- and artificially sweetened beverages and the risks of incident stroke and dementia: a prospective cohort study. Stroke. 2017; 48: 1139–1146.
（3）Imamura F, O'Connor L, Ye Z, Mursu J, Hayashino Y, Bhupathiraju SN, Forouhi NG. Consumption of sugar sweetened beverages, artificially sweetened beverages, and fruit juice and incidence of type 2 diabetes: systematic review, meta-analysis, and estimation of population attributable fraction. BMJ. 2015; 351: h3576.
（4）Suez J, Korem T, Zeevi D, Zilberman-Schapira G, Thaiss CA, Maza O, Israeli D, Zmora N, Gilad S, Weinberger A, Kuperman Y, Harmelin A, Kolodkin-Gal I, Shapiro H, Halpern Z, Segal E, Elinav E. Artificial sweeteners induce glucose intolerance by altering the gut microbiota. Nature. 2014; 514(7521): 181–186.

特別編 病気の人、子ども、妊婦にとっての「究極の食事」

（1）Snorgaard O, Poulsen GM, Andersen HK, Astrup A. Systematic review and meta-analysis of dietary carbohydrate restriction in patients with type 2 diabetes. BMJ Open Diabetes Res Care. 2017; 5(1): e000354.
（2）Monma Y, Niu K, Iwasaki K, Tomita N, Nakaya N, Hozawa A, Kuriyama S, Takayama S, Seki T, Takeda T,

Yaegashi N, Ebihara S, Arai H, Nagatomi R, Tsuji I. Dietary patterns associated with fall-related fracture in elderly Japanese: a population based prospective study. BMC Geriatr. 2010; 10: 31.

(3) Williamson JD, Supiano MA, Applegate WB, Berlowitz DR, Campbell RC, Chertow GM, Fine LJ, Haley WE, Hawfield AT, Ix JH, Kitzman DW, Kostis JB, Krousel-Wood MA, Launer LJ, Oparil S, Rodriguez CJ, Roumie CL, Shorr RI, Sink KM, Wadley VG, Whelton PK, Whittle J, Woolard NF, Wright JT Jr, Pajewski NM; SPRINT Research Group. Intensive vs Standard Blood Pressure Control and Cardiovascular Disease Outcomes in Adults Aged ≥75 Years: A Randomized Clinical Trial. JAMA. 2016; 315(24): 2673–2682.

(4) https://www.mayoclinic.org/healthy-lifestyle/childrens-health/in-depth/nutrition-for-kids/art-20049335

(5) Reilly JJ, Kelly J. Long-term impact of overweight and obesity in childhood and adolescence on morbidity and premature mortality in adulthood: systematic review. Int J Obes (Lond). 2011; 35(7): 891–898.

(6) Victoria CG, Bahl R, Barros AJ, França GV, Horton S, Krasevec J, Murch S, Sankar MJ, Walker N, Rollins NC; Lancet Breastfeeding Series Group. Breastfeeding in the 21st century: epidemiology, mechanisms, and lifelong effect. Lancet. 2016; 387: 475–490.

(7) http://www.bbc.com/news/magazine-32033409

(8) Bisgaard H, Stokholm J, Chawes BL, Vissing NH, Bjarnadottir E, Schoos AM, Wolsk HM, Pedersen TM, Vinding RK, Thorsteinsdottir S, Folsgaard NV, Fink NR, Thorsen J, Pedersen AG, Waage J, Rasmussen MA, Stark KD, Olsen SF, Bonnelykke K. Fish Oil-Derived Fatty Acids in Pregnancy and Wheeze and Asthma in Offspring. N Engl J Med. 2016; 375(26): 2530–2539.

(9) Ota E, Hori H, Mori R, Tobe-Gai R, Farrar D. Antenatal dietary education and supplementation to increase energy and protein intake. Cochrane Database Syst Rev. 2015 Jun 2; (6): CD000032.

(10) http://www.who.int/elena/titles/nutrition_counselling_pregnancy/en/

コラム　インターネットを使って正しい健康情報を入手する方法

（1）医師たちがつくるオンライン医療事典「ＭＥＤＬＥＹ」、https://medley.life/

（2）WebMDに関しては製薬会社からの広告料などで成り立っているため正確性に問題があるのではないかという議論がある。確かにWebMDは他のサイトと比べると簡単に薬物治療をすすめる傾向は若干あるものの、基本的な部分の情報に関しての信頼性は高いと筆者は考えている。

（3）World Health Organization（ＷＨＯ）は、人間の健康を基本的人権の１つとして捉え、その達成を目的として設立された国連の専門機関である。

【著者紹介】
津川友介（つがわ　ゆうすけ）
カリフォルニア大学ロサンゼルス校（UCLA）内科学准教授。東北大学医学部卒、ハーバード大学で修士号（MPH）および博士号（PhD）を取得。聖路加国際病院、世界銀行、ハーバード大学勤務を経て、2017年から現職。共著書に『週刊ダイヤモンド』2017年「ベスト経済書」第1位に選ばれた『「原因と結果」の経済学：データから真実を見抜く思考法』（ダイヤモンド社）。ブログ「医療政策学×医療経済学」で医療に関する最新情報を発信している。

世界一シンプルで科学的に証明された究極の食事

2018年4月26日　第1刷発行
2025年4月23日　第5刷発行

著　者——津川友介
発行者——山田徹也
発行所——東洋経済新報社
〒103-8345　東京都中央区日本橋本石町1-2-1
電話＝東洋経済コールセンター 03(6386)1040
https://toyokeizai.net/

装　丁…………橋爪朋世
D T P…………アイランドコレクション
印刷・製本……丸井工文社
編集担当………矢作知子
　Printed in Japan　ISBN 978-4-492-04624-1